Gabriele Feyerer

Padma 28

Tibetische Naturmedizin
für Körper und Geist

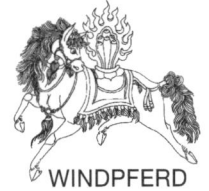

WINDPFERD

Haftungsausschluss

Der Inhalt dieses Buches wurde sorgfältig recherchiert und überprüft. Dennoch erfolgen alle Angaben ohne Gewähr. Jede Haftung von Autorin und Verlag für Personen-, Sach-, oder Vermögensschäden, die sich aus der Anwendung der erläuterten Mittel und Verfahren ergeben, ist ausgeschlossen. Geschützte Produktnamen (Warenzeichen) wurden im Text nicht eigens kenntlich gemacht. Daraus kann jedoch nicht geschlossen werden, dass es sich um freie Warennamen handelt. Die Umsetzung aller gegebenen Informationen ist dem freien Ermessen des Lesers überlassen. Sie verstehen sich nicht als Therapieanweisung. Ärztliche Diagnose sowie fachliche Beratung werden immer empfohlen und durch dieses Buch keinesfalls ersetzt.

Windpferd Taschenbuch
85651

5. Auflage März 2011

Vollständige überarbeitete und erweiterte Taschenbuchausgabe
der im Windpferd Verlag erschienenen Erstausgabe
Padma 28

WINDPFERD**TB** ist ein Imprint der
Windpferd Verlagsgesellschaft mbH

© 2000 by Windpferd Verlagsgesellschaft mbH, Oberstdorf
Alle Rechte vorbehalten
Umschlaggestaltung: Kuhn Communication Design, Amden (CH),
unter Verwendung einer Illustration von Shutterstock/KplusH
Lektorat: Sylvia Luetjohann
Satz und Layout: Marx Grafik & ArtWork
Gesetzt aus der Adobe Garamond
Fotos im Innenteil: © by Padma AG, Schweiz und Sanova AG, Österreich,
Abdruck mit freundlicher Genehmigung
Foto der Autorin auf S. 198:
Fotostudio Karin Bergmann, A-Leibnitz – www.karinbergmann.com
Druck: Himmer AG, Augsburg

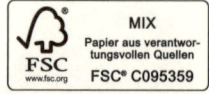

Printed in Germany
ISBN 978-3-89385-651-0
www.windpferd.de

Feyerer
Padma 28

Inhalt

Vorwort zur 5. Auflage	11
Vorwort	13
Einleitung: Die Weisheit des Medizin-Buddha	15
Brücke zwischen gegensätzlichen Welten	17
Tibetische Medizin – Das Wissen vom Heilen	19
Eine wechselvolle Geschichte	20
Die Tibetische Medizin im Exil	23
Gesundheit und Krankheit aus tibetischer Sicht	24
Diagnose und Therapie	27
Tibetische Heilmittel – Erfahrung von Jahrtausenden	31
Kräuter- und Juwelenpillen	32
Tibetische Arzneien als Informationsträger	36
Padma 28 – Botschafter einer sanften Medizin	39
Karl Lutz entdeckt die Tibetische Medizin	40
Warum Padma 28 wirkt	41
Die Kraft der Pflanzeninhaltsstoffe	44
Wie untersucht man tibetische Heilmittel?	49
Padma 28 – Motor des Immunsystems	53
Wie unser Immunsystem funktioniert	54
Stress und freie Radikale	57
Biophotonen – von strahlenden Eiern und glücklichen Hühnern	59
Entzündungen schwächen das Immunsystem – Padma 28 hilft	61
Padma 28 in Therapie und Praxis	62
Padma 28 und Arteriosklerose	67
Eine Geißel der Menschheit	69
Entstehung und Risikofaktoren arterieller Verschlusskrankheiten	70
Moderne Therapieansätze	72
Arteriosklerose als Entzündungsgeschehen	74
Padma 28 als effektives Therapeutikum	76
Praxiserfahrung bestätigt umfangreiches Wirkprofil	80

Padma 28 bei Herzkrankheiten und Krebs	85
Padma 28 in der Kardiologie	86
Krebs – Aufruhr im Zellstaat	88
Vorsorge und Behandlung	91
Naturheilmittel als Chance	94
Tibetische Arzneien – Helfer auch für die Seele?	99
Neue Forschungen	100
Der Dialog des Lebens	102
Padma 28 – auch etwas fürs Gemüt?	104
Weitere Anwendungsgebiete von Padma 28	109
Anwendung bei chronisch-infektiöser Hepatitis B	110
Anwendung bei chronischen Atemwegsinfekten und Asthma	112
Weitere Anwendungsgebiete	113
Hilfe beim Raynaud-Syndrom?	115
Padma 28 bei Venenbeschwerden	117
Sinnvolle Grippevorbeugung mit Padma 28	118
Padma 28 im Sport	119
Padma 179 (Padma Lax)	121
Hilfe für den trägen Darm	122
Padma Lax wirkt sanft und sicher	124
Padma Lax in der Geriatrie (Altersheilkunde)	129
Neue Heilmittel aus der tibetischen Medizintradition	131
In bewährter Qualität	132
Von Grippe bis Wadenkrampf	133
Padma Digestin – das Verdauungstonikum	137
Der Mensch ist, was er isst – Industrienahrung als Krankheitsfaktor	139
Der Darm als wichtiges Immunorgan	140
Padma Digestin – die Granatapfel-Formel	141
Luzerner Phytotherapiegespräche 2003	145
Entzündungen stehen im Blickpunkt	146
Erfahrungen aus der Praxis	147
Häufig gestellte Fragen	149
Fallberichte – so hat Padma 28 mir geholfen	157
Es begann bei Fliege	158
Diabetes mellitus – durch Padma 28 gebessert	161
Hilfe bei unruhigen Beinen	163
Fall einer möglichen Unverträglichkeit von Padma 28	164

Gefäßverschlüsse in den Beinen gebessert	165
Tibetische Medikamente im Westen	
Qualitätssicherung und Zukunftsperspektiven	167
Im Einklang mit der Moderne	168
Strenge Qualitätskontrollen	169
Kurze Geschichte der Padma AG	171
Nachwort: Zur Situation der Medizin heute	175
Das vergessene Erbe	176
Anhang	181
Danksagung	182
Anmerkungen und Quellenhinweise	183
Weiterführende Literatur	186
Wissenschaftliche Studien und Analysen	
zur Wirkung tibetischer Vielstoffgemische	188
Adressenverzeichnis	196
Leseraufruf	197
Über die Autorin	198

„Als ganzheitliches System der Gesundheitspflege
kann die tibetische Medizin der allopathischen
Medizin eine unterschiedliche Sichtweise des
Heilens bieten. Diese muss jedoch genau wie andere
wissenschaftliche Systeme sowohl in ihren
Eigenheiten als auch im Hinblick auf die objektive
Forschung verstanden werden.
In der Praxis vermag sie dem Westen auch neue
Perspektiven für ein glückliches Leben in
Gesundheit und Gleichklang zu eröffnen."

S. H. der Dalai Lama
16. 5. 1997

(Entnommen der Einladung zum ersten Weltkongress für Tibet.
Medizin in Washington, 1998 – Übersetzung der Autorin)

Vorwort zur 5. Auflage

Die Traditionelle Tibetische Medizin (TTM) ist nicht nur eines der großen asiatischen Medizinsysteme, sie findet auch immer mehr überzeugte Anhänger und befindet sich als lebendige Heiltradition in steter Fortentwicklung. Westliche Praxis und Forschung haben dazu im vergangenen Jahrzehnt wichtige Beiträge geleistet und laufend kommen neue Erkenntnisse hinzu.

Meine Ausführungen über die Kräuterrezeptur Padma 28 (Padma Basic) und weitere tibetische Pflanzenformeln sehe ich insofern als kleinen, aber wichtigen Tropfen auf den heißen Stein ganzheitsmedizinischen Fortschritts.

Dieses Buch bringt Ihnen die faszinierende Welt der traditionell tibetischen Gesundheitslehre in ihren Grundlagen näher, informiert in leicht verständlicher Art über aktuelle wissenschaftliche Studien und erläutert Fallgeschichten.

Autorin und Verlag freuen sich, Ihnen den bewährten Ratgeber nun in einer völlig überarbeiteten und aktualisierten Neufassung vorlegen zu können.

Wichtiger Hinweis: Im Buchtext wurde für die Dosierung von Padma-Produkten fallweise die Angabe in Tabletten belassen. Die Herstellerfirma wird jedoch künftig auf die Produktion von Kapseln umstellen. Die Angabe einer Tablette entspricht immer einer Kapsel.

Vorwort

Zur Information des Lesers möchte ich einige erklärende Worte vorausschicken.

Ich bin keine Ärztin, wohl aber eine profunde Kennerin medizinischer Zusammenhänge und der sogenannten Natur- und Volksheilkunde. Ich gehöre zu jener familiär „vorbelasteten" Spezies, deren Großmütter es noch gewohnt waren, kindlichen Husten mit Fenchelhonig und Insektenstiche mit einem Spitzwegerichverband zu kurieren. Die Liebe zur Natur und der ihr innewohnenden Heilkraft wurde mir gleichsam in die Wiege gelegt. Eigene Erfahrungen haben mir überdies den Wert und die Möglichkeiten östlicher Medizinsysteme nahegebracht.

Das vorliegende Buch wendet sich an Leser, die sich kurz und dennoch gewinnbringend über die Prinzipien der Tibetischen Medizin sowie über die Wirkungsweise ihrer natürlichen Kräuterarzneien informieren möchten. Im Zentrum der Betrachtungen stehen dabei zwei Stoffgemische, die unter dem Namen *Padma* erstmals im Westen produziert wurden. Pflanzliche Vielstoffarzneien repräsentieren einen Aspekt der tibetischen Medizin, der ihre praktische Anwendbarkeit in der westlichen Welt in besonderer Weise deutlich macht. Die Rezepturen wurden und werden weltweit kontrollierten medizinischen Studien unterzogen, um die Wirksamkeit nachhaltig zu dokumentieren. Es war mir unter anderem ein Anliegen, die Ergebnisse dieser Versuchsreihen für eine interessierte Leserschaft allgemein verständlich darzustellen.

Die hier vermittelten Informationen erheben keinen Anspruch auf Vollständigkeit und ebenso wenig will sich das Buch an wissenschaftlichen Publikationen messen. Es soll vielmehr eine Ergänzung sein. Wenn meine Arbeit in diesem Sinne dazu beitragen kann, dem Leser die Situation Tibets, seiner Menschen und seiner großen Medizintradition ein wenig näher zu bringen, so ist das auch für mich eine persönliche Bereicherung.

Einleitung:

Die Weisheit des

Medizin-Buddha

Washington D.C., 7. November 1998: Auf dem Podium rezitiert eine Gruppe tibetischer Mönche in Gebetshaltung buddhistische Texte. Langsam, aber stetig füllt sich der Zuhörersaal. Insgesamt werden mehr als 1600 Ärzte, Wissenschaftler, Pressevertreter und interessierte Laien die 3-tägige Veranstaltung besuchen.

Seine Heiligkeit Tenzin Gyatso, der im indischen Exil lebende 14. Dalai Lama, hält die feierliche Eröffnungsrede zum **Ersten Weltkongress für Tibetische Medizin**. Dies, so stellt er lächelnd fest, sei eigentlich bereits der zweite Weltkongress für Tibetische Medizin. Der erste habe schon im 8. Jh. stattgefunden und 50 Jahre gedauert.[1]

Das Washingtoner Treffen bot den Teilnehmern aus aller Welt in einem naturgemäß beschränkteren Zeitrahmen erstmals Gelegenheit, ihr Wissen und ihre praktische Erfahrung auszutauschen. Eine Hauptzielsetzung des Kongresses war die Entwicklung des Dialogs zwischen Experten in Ost und West. Das richtungsweisende Motto dafür lautete: „Die Offenbarung der Weisheit des Medizin-Buddha".

„Wir können nicht zulassen, dass nur Buddhisten in den Genuss tibetischer Medizin kommen", formulierte es der Dalai Lama in seiner Rede, „genauso wenig wie westlichen Ärzten diese Wissenschaft verschlossen bleiben darf".[2] Neben einer deutlichen Absage an undurchsichtiges esoterisches Heilertum verlieh das Oberhaupt Tibets außerdem seiner Überzeugung Ausdruck, dass die Tibetische Medizin unabhängig von der buddhistischen Religion wirksam und eine wissenschaftliche Untersuchung der überlieferten arzneilichen Rezepturen wünschenswert sei.

Brücke zwischen gegensätzlichen Welten

Einem naturwissenschaftlich orientierten Arzt mögen viele Aspekte der Tibetischen Medizin rätselhaft und mystisch erscheinen. Dennoch existiert in Europa seit Langem eine tibetische Rezeptur, die 1965 in der Schweiz erstmals probeweise hergestellt wurde und seither bei Wissenschaftlern und Praktikern im In- und Ausland großes Interesse geweckt hat. Es handelt sich um ein natürliches Kräuterpräparat mit der Bezeichnung *Padma 28*. Zahlreiche Forschungsergebnisse haben in der Folge die gesundheitlichen Vorteile dieser tibetischen Arzneiformel bestätigt, und auf dem Kongress in Washington wurden neue interessante Studien und Anwenderberichte präsentiert. Inzwischen ist *Padma 28* seit über 30 Jahren auf dem Schweizer Heilmittelmarkt zugelassen und in vielen weiteren Ländern als *Padma Basic* auch frei erhältlich.

Was ist also tatsächlich dran an der Tibetischen Medizin? Wie wirkt sie, und wann kann ich solche standardisierten Vielstoffgemische für meine Gesundheit nutzen? Wo finde ich nähere Informationen? So und ähnlich lauten häufig gestellte Fragen, von denen sich eine ganze Reihe beantworten werden, wenn Sie weiterlesen.

Tibetische Medizin –

Das Wissen vom Heilen

Die autonome Region Tibet, heute staatsrechtlich zu China gehörig, liegt auf dem tibetischen Hochplateau, oft als „Dach der Welt" bezeichnet. Die überlieferte Medizin der Tibeter gehört zu den weltweit ältesten, durchgehend praktizierten Heiltraditionen. Das System ist mehr als 2000 Jahre alt und besticht durch seine Logik und Ganzheitlichkeit.

Trotz eines bewegten Schicksals wurde die Tibetische Medizin über viele Jahrhunderte in den Himalajagebieten, Teilen Chinas, der Mongolei und anderen buddhistisch beeinflussten Regionen Asiens erfolgreich praktiziert.

Da sie untrennbar mit dem buddhistischen Weltbild verbunden ist, hat die Tibetische Medizin eine völlig andere Charakteristik und Ausrichtung als unser westliches System. Sie ist mehr als eine bloße Faktensammlung – als Medizin für Körper, Geist und Seele weist sie den „Weg zum rechten Leben".

Eine wechselvolle Geschichte

Ausgehend von der jahrtausendealten schamanistischen Bön-Tradition existierte in Tibet seit ältester Zeit eine medizinische Überlieferung. Mit der Einführung des Buddhismus und der tibetischen Schrift im 7. Jh. n. Chr. durch König Songtsen Gampo, verband sich dieses medizinische Wissen mit chinesischen, indischen und persisch-hellenistischen Quellen. Im Jahre 800 fand unter Yutog Yonten Gonpo dem Älteren, Leibarzt des tibetischen Königs, erstmals eine Versammlung asiatischer Medizinexperten statt. Die alten Überlieferungen wurden diskutiert, verglichen und aus einer Zusammenfassung der besten Texte das eigenständige tibetische Medizinsystem gebildet.

In diese Zeit fällt auch eine erste Übersetzung des grundlegenden Referenzwerkes der Tibetischen Medizin, später **„Die Vier Tantras"** (Gyüshi/*rgyud-bzhi*) genannt, durch den berühmten Gelehrten Vairocana.

Als größter tibetischer Arzt aller Zeiten und 14. Inkarnation (Verkörperung) des Medizin-Buddha gilt Yutog Yonten Gonpo der Jüngere. Er brachte im 12. Jh. die Vier Tantras in ihre heute maßgebliche Form. In 156 Kapiteln und 5900 Versen beschreibt dieses Medizinwerk 1600 Krankheiten und 2293 Heilmittelzutaten. Neben vielen anderen Schriften wurden die Vier Tantras im 17. Jh. durch den Kommentar „**Blauer Beryll**" ergänzt. Der 5. Dalai Lama, der als Einiger Tibets und großer Förderer der Medizin gilt, gab zusätzlich 79 **Thangkas** (Rollgemälde) in Auftrag, die als eine Art Medizinatlas den Text des Kommentars bildhaft erläutern sollten. Das Studium dieser Bilder ist noch heute ein wichtiger Bestandteil der Ausbildung jedes tibetischen Arztes.

Die Entstehung von Medizinschulen

In Lhasa, der Hauptstadt Tibets, wurden zu jener Zeit der Potala-Palast als neuer Wintersitz des Dalai Lama sowie die Medizinschule **Chagpori** („Eisenberg") als Zentrum mönchischer Gelehrtheit erbaut. Im 18. und 19. Jh. erfolgte nach dem Vorbild in Lhasa die Gründung weiterer Medizinschulen, unter anderem in Peking und der Mongolei. Die dort ausgebildeten Ärzte nannten sich „menpa" oder mongolisch „amchi". Auch im sibirischen Burjatien fand die Tibetische Medizin durch den Buddhismus weite Verbreitung. Der tibetische Arzt Sultim Badma und seine Nachfahren sollten ihr Wissen später bis nach Russland und Europa tragen.

1916 gründete der 13. Dalai Lama in Lhasa das **Men Tsi Khang** (Men = Medizin, Tsi = Astrologie, Khang = Haus), wo erstmals auch Laien zum Medizinstudium zugelassen wurden. Doch das 20. Jh. brachte zugleich den größten Rückschlag für die tibetische Kultur und Medizintradition.

Die Annexion Tibets

Schon immer musste sich Tibet der Übermacht Chinas erwehren. Das Land genießt nur einen autonomen Status, versäumte jedoch die völkerrechtliche Absicherung.

Bereits 1936 wurde die tibetische Medizin in der Mongolei von den Sowjets verboten, ihre Spuren fast vollständig ausgelöscht. 1949 kommt es zur Annexion Tibets durch die neu ausgerufene Volksrepublik China. Unter dem Vorwand der „sozialen und kulturellen Hilfeleistung" folgt eine Ära systematischer Ausbeutung und Unterdrückung des tibetischen Volkes. Zehn Jahre später sieht sich der 14. Dalai Lama, das religiöse und politische Oberhaupt Tibets, nach vergeblichen Friedensbemühungen gezwungen, mit etwa 100.000 Getreuen nach Indien zu fliehen. Dort gründet er in Dharamsala eine Exilregierung.

In Lhasa erreichen die Feindseligkeiten ihren Höhepunkt. Das Men Tsi Khang wird geschlossen, die Medizinschule Chagpori in Schutt und Asche gelegt. Fast alle tibetischen Mönchsärzte werden inhaftiert, gefoltert und ermordet. Unzählige wertvolle Medizinschriften fallen dem Wüten der chinesischen Invasoren zum Opfer. 1,2 Millionen Tibeter starben seither durch Hunger, Verfolgung und andere Existenznöte.

Für seine ernsten Bemühungen um Frieden und Verständigung wurde S. H. dem Dalai Lama 1989 der Friedensnobelpreis zuerkannt.

1990 hat China das über Tibet verhängte Kriegsrecht zwar aufgehoben, seine Militärpräsenz jedoch verstärkt. Tibetische Gebiete wurden systematisch sinisiert (von Chinesen besiedelt). Heute stellen die Tibeter in ihrem eigenen Land eine Minderheit. Freie Meinungsäußerung und Religionsausübung sind trotz gegenteiliger Propaganda faktisch kaum geduldet. Der Lehrplan am wieder eröffneten Men Tsi Khang wird von chinesischer Seite genau überwacht.

In vielen westlichen Ländern bemühen sich heute Tibet-Hilfe-Organisationen, die Identität des entwurzelten tibetischen Volkes zu stützen und zu wahren (siehe dazu im Anhang).

Die Tibetische Medizin im Exil

Um das traditionelle Heilwissen zu erhalten, etablierte S. H. der Dalai Lama 1961 im indischen Dharamsala auch eine Medizinschule. Die Mission des Tibetan Medical & Astro. Institute (heute Men Tsee Khang) ist es, die tibetische Medizintradition zu bewahren und zu verbreiten, Ärzte auszubilden sowie eine allgemein erschwingliche Gesundheitsfürsorge zu gewährleisten. Zum **Men Tsee Khang** gehören ein Hospital mit Außenstellen in ganz Indien, eine Apotheke und weitere Abteilungen, beispielsweise für Arzneimittelproduktion und Forschung. Patienten aus aller Welt können sich mit ihrer medizinischen Diagnose direkt an das Men Tsee Khang wenden, um dort die entsprechenden tibetischen Arzneien zu beziehen (siehe dazu im Anhang).

Westliche Medizin als Segen und Last

Das Men Tsi Khang in Lhasa hat die chinesische Invasion zwar überdauert, doch macht sich der kulturelle und geistige Raubbau deutlich bemerkbar. Die akademische Lehrfreiheit unterliegt der chinesischen Oberaufsicht. Im „Traditionellen Hospital der Autonomen Region Tibet" beherrschen heute viele Ärzte zum Vorteil ihrer Patienten auch die westliche Medizin. Diese Bereicherung ist jedoch zugleich ein Nachteil. Der Buddhismus als Grundlage der tibetischen Medizinlehren wird stark in den Hintergrund gedrängt. Versuche, die Tibetische Medizin aus ihrer buddhistischen Einbettung zu lösen, sind jedoch kaum positiv zu werten. Denn sie wirkt zwar, wie S. H. der Dalai Lama wiederholt betont hat, unabhängig von der Religion, doch kann man davon ausgehen, dass die Originalquellen Gefahr laufen, durch eine solche Profanisierung verändert oder fehlinterpretiert zu werden.

Ein tieferes Verständnis der Tibetischen Medizin ist ohne Berücksichtigung ihrer buddhistischen Wurzeln und der tibetischen Kultur nicht möglich. Die objektive Betrachtung der tibetischen Medizinlehre darf daher in keiner Verwestlichung münden, sondern soll zu ihrer Würdigung als eigenständiges und gleichberechtigtes System führen. Wissenschaftliche Untersuchungen tibetischer Heilmittel, wie sie derzeit weltweit stattfinden, stehen dem keineswegs entgegen.

Heute existieren nicht nur in Asien, sondern auch in einigen europäischen Ländern Zentren für Tibetische Medizin. In vielen davon ist ständig ein tibetischer Arzt anwesend. Außerdem werden regelmäßig Aufenthalte tibetischer Ärzte im Westen organisiert, welche Vorträge auch für interessierte Laien halten.

Für ihr eigenes Volk ist die Tendenz tibetischer Ärzte, in den Westen zu gehen, allerdings problematisch. Nach einer ca. zwei Jahrzehnte dauernden Ausbildung entscheiden viele sich dafür, im Exil zu bleiben, wo die Lebensbedingungen besser sind. Ihre Heimatregion wird dadurch eines großen geistigen Potenzials beraubt. So existiert in vielen nordindischen Klöstern kein tibetischer Arzt mehr.

Mit Dr. Tenzin Choedrak hat die tibetische Medizin 2001 einen wahrhaft großen Meister verloren. Hilfsprojekte können die fatale Situation nur teilweise mildern.

Gesundheit und Krankheit aus tibetischer Sicht

Der Legende zufolge überbrachte der historische Buddha Shakyamuni selbst den Menschen die Heilkunde. In der Vorstellung des Arztes als Medizin-Buddha offenbart dieser Glaube die enge Verflechtung von Heilwissen und religiösen Lehren. Nach buddhistischer Philosophie befindet sich das Universum in immerwährendem Fluss. Das einzig Beständige ist die Unbeständigkeit. Im Zentrum der tibetischen Lebensanschauung steht ferner der Wiedergeburtsgedanke. Das menschliche Leben ist geprägt vom Leiden, wobei die eigene Ich-Verblendung zu haltloser Begierde und negativem Denken führt.

Krankheit beginnt und endet im Bewusstsein

In der tibetischen Medizin wird der menschliche Geist als die Grundlage aller Phänomene angesehen. Er entscheidet letztlich über Gesundheit und Krankheit. Die verordnete Medizin ist nur Teil des spirituellen Pfades („Dharma"), durch den unser ganzes Wesen gereinigt und harmonisiert werden kann. Ein wesentlicher Aspekt der Tibetischen Medizin ist das eingehende Verständnis für psychosomatische Zusammenhänge. Auch dies ist ein Ausfluss buddhistischer Glaubensphilosophie, in der das wohlwollende Verstehen sowie Mitgefühl mit allen Wesen einen hohen Stellenwert genießen.

Als langfristige Verursacher von Krankheiten gelten Unwissenheit und falsches Denken, wobei die **„Drei Geistesgifte"** (Begierde, Hass und Verblendung) eine tragende Rolle spielen. Weitere Ursachen sind eine falsche Ernährungs- und Lebensweise sowie negative Umwelteinflüsse. Menschliches Leiden wird jedoch aus buddhistischer Sicht auch durch unethische Taten in vergangenen Leben („karmische Belastung") und sogar durch das Wirken böser Geister hervorgerufen. Solche Krankheiten gelten als schwer bis gar nicht behandelbar.

Gesundheit heißt Gleichgewicht

Überall in der Welt stimmen alte Medizinsysteme in ihren Aussagen über das Wesen von Gesundheit und Krankheit überein. Ihnen ist die Überzeugung gemeinsam, dass Körper, Seele und Geist eine untrennbare Einheit bilden. Gesundheit bedeutet

Aufrechterhaltung eines dynamischen Gleichgewichts der universellen Urkräfte. Krankheit und Leid stellen Missklänge in dieser kosmischen Harmonie dar.

Wie das gesamte Universum, so besteht nach tibetischer Medizinlehre auch der Körper aus vier beziehungsweise fünf „Elementen": Erde, Wasser, Feuer, Wind (Luft) und Raum, der alles andere durchdringt. Jedes dieser **Elemente** übt einen ganz bestimmten Einfluss auf die Lebensfunktionen des Körpers aus. Krankheiten treten durch ein Ungleichgewicht der drei Körperenergien oder Körpersäfte „**Wind**", „**Galle**" und „**Schleim**" in Erscheinung. Diese Begriffe sind allerdings nicht im westlichen Sinn zu verstehen, sondern sie bezeichnen verschiedenste Abläufe im menschlichen Organismus. So symbolisiert „Wind" die Bewegung des Körpers und ist verantwortlich für Sprache und Atmung. „Galle" steht für die Wärme des Körpers und reguliert die Verdauung. Mit „Schleim" sind die Flüssigkeiten gemeint, durch welche der Organismus „läuft wie geschmiert". Therapieziel ist immer, das Gleichgewicht zwischen diesen drei Körperenergien zu erhalten oder wiederzuerlangen. Die Einteilung in **Kälte- und Hitzekrankheiten** ermöglicht weitere Rückschlüsse auf das Woher und Warum einer Störung. Dabei gelten Ungleichgewichte der Energien Wind und Schleim als Kälte-, Gallestörungen und „unreines Blut" dagegen als Hitzekrankheiten. Diese, natürlich stark vereinfachte, Darstellung macht hinreichend deutlich, dass die Tibetische Medizin als holistisches System nicht nur die Symptome eines Leidens, sondern seine eigentlichen Ursachen zu behandeln sucht.

In den alten Medizinschriften findet sich dazu folgendes Beispiel: Wenn die Ursache einer Krankheit nicht beseitigt wird, ist es, als hätte man von einem giftigen Baum nur Blätter und Zweige abgeschnitten, ohne auch die Wurzeln auszureißen. Er wird mit Sicherheit weiter wachsen. Der tibetische Arzt Nida Chenagtsang arbeitet mit der Firma Padma-AG in Schwerzenbach zusammen. Er ist Leiter der Abteilung für Tibetische Medizin am Shang-Shung-Institut in Italien mit Zweigstelle in

Österreich. Auch er betont, dass nicht nur Kräuter allein die Gesundheit garantieren, sondern jeder Patient seinen persönlichen Beitrag leisten muss – sprich, auf seine Ernährung und einen gesunden Lebensstil achten. Anders kann Heilung auf Dauer nicht erwartet werden.

Diagnose und Therapie

Tibetische Ärzte praktizieren als grundlegendes Diagnosemittel eine spezielle Technik der Pulstastung. Meister ihres Faches können bis zu 48 verschiedene Pulsqualitäten unterscheiden.

Wenn ein tibetischer Arzt den Handgelenkspuls seines Patienten „liest", beurteilt er damit unter anderem den Blutfluss, welcher mit der Windenergie in Verbindung steht. Da die Energie Wind das alles bewegende Prinzip des Körpers ist, kann so der Zustand aller Organe und die Art der vorliegenden Säftestörung erkannt werden. Auch die seelisch-geistige Verfassung des Kranken spiegelt sich in seinen „Säften" wider. Es ist hier verblüffend, zu sehen, wie ein westlicher Mediziner nach aufwendigen Untersuchungen zum selben Resultat gelangt wie sein tibetischer Kollege nach 2 – 3-minütiger Pulstastung. Billiger und effizienter geht es kaum.

Einsicht und Dharma

In den meisten Fällen reicht dem tibetischen Arzt die Pulsdiagnose samt einer kurzen Befragung des Patienten zur grundlegenden Diagnosestellung aus. Bei Unklarheit und komplizierten Säftestörungen erfolgt auch eine Begutachtung von Urin, Augen, Haut und der Zunge. Wichtig für eine erfolgreiche Behandlung ist die Einsicht des Kranken, welchen Anteil er selbst an seinem Leiden hat – wo er aus buddhistischer Sicht den Pfad des „Dharma" verlassen hat. Tatsächlich sind hier wie anderswo die meisten gesundheitlichen Probleme entweder direkt oder indirekt auf eine falsche Ernährungsweise, verbunden mit Stress und negativem Denken, zurückzuführen. Jede Therapie sollte also zuerst an diesen Punkten ansetzen. Allerdings steht heute auch in der Tibetischen Medizin die Verschreibung von Heilkräuterzubereitungen praktisch an erster Stelle, da eine Änderung der Lebensumstände bei den meisten Patienten eben nur schwer herbeizuführen ist.

Die tibetische Arznei, sofern sie korrekt ausgesucht und die Störung richtig erkannt wurde, beseitigt nicht nur die Symptome einer Krankheit, sondern heilt auch gleichzeitig ihre Ursachen. Damit steht sie ganz im Gegensatz zur westlichen Pharmazie, deren Mittel immer vorrangig auf eine Symptombeseitigung zielen. Die Arzneimittel- oder Innere Therapie wird von Fall zu Fall ergänzt durch äußere Maßnahmen wie Moxibustion (Abbrennen von Beifußkraut über bestimmten Körperstellen), Schröpfen, Aderlässe oder Akupunktur mit einer dicken Goldnadel. Einige dieser Methoden kann man nicht eben als „sanft" bezeichnen, sie sind bei schweren Krankheiten aber offenbar sehr effektiv. Buddhistische Patienten sind außerdem dazu angehalten, die Behandlung durch Meditation, Gebete und positive Visualisationen (Vorstellungsbilder) zu unterstützen. Im Zentrum der Untersuchung steht immer das ausführliche Gespräch, was gerade ältere Menschen sehr zu schätzen wissen, meint **Dr. Kalsang Shak,** der seit Langem eine Praxis für Akupunktur und tibetische Heilkunde in Baar ZG führt. Er ist sich sicher, dass die ganzheitliche, tibetische Heilkunde, die für Alt und Jung von gleich großem Nutzen ist, auch im Westen eine Zukunft hat.

Die Tibetische Medizin wirkt unabhängig

Die Behandlung mit tibetischen Heilmitteln entfaltet immer ihre spezielle Wirkung – unabhängig davon, ob der Arzt beziehungsweise Patient Buddhist ist oder nicht. Ein tibetischer Mönchsarzt würde seine Behandlung immer mit Gebeten begleiten, weil das dem religiösen Empfinden dieser Kultur entspricht. Wenn ein westlicher Mediziner seinen Patienten mit Wohlwollen und freundlichen Gesten begegnet, tut er aber im Grunde etwas ganz Ähnliches.

Selbstverständlich kann und soll die Tibetische Medizin die westliche nicht ersetzen. Dies muss auch schon deswegen hervorgehoben werden, weil ihre Stärken und Qualitäten ganz andere sind. Beide Systeme können sich jedoch sinnvoll ergänzen. Als besonders erfolgreich hat sich die Tibetische Medizin bei der Behandlung chronischer Leiden erwiesen. Doch auch in der täglichen Praxis wäre sie oft mindestens genauso effektiv wie unser westliches System – und vor allem kostensparender. Patienten, die sich eine rasche Lösung ihrer meist über Jahre entstandenen gesundheitlichen Probleme erhoffen, könnten allerdings enttäuscht sein. Tibetische Kräuterarzneien beispielsweise müssen, da sie in der Regel sanfte Heilimpulse liefern, über längere Zeit eingenommen werden, bevor erste Erfolge sichtbar sind. Auch hier spiegelt sich die buddhistische Lebensphilosophie wider: Ohne Geduld, ein wenig Demut und den Willen zur Veränderung stellt sich das erstrebte Gleichgewicht nicht ein.

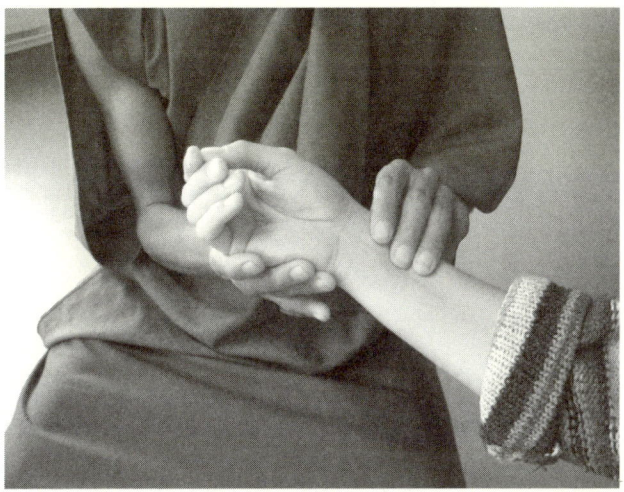

Pulsdiagnose

Tibetische Heilmittel –

Erfahrung von Jahrtausenden

Die Tibetische Medizin kennt verschiedenste Ingredienzen zur Herstellung innerer Heilmittel: Pflanzen, Bäume, Harze, Mineralien und Erden, Edelmetalle und vieles mehr. Nach den universellen Gesetzen kann buchstäblich alles, was existiert, zum Heilmittel werden. Zu 95 % basieren die überlieferten Arzneiformeln jedoch auf Pflanzenmaterial. Als sanfteste Art der Behandlung gilt in der Tibetischen Medizin jene mit Dekokten (Abkochungen pulverisierter Pflanzen); es folgen Pulver, Sirups und schließlich gepresste Kräuterpillen.

Kräuter- und Juwelenpillen

Die für tibetische Arzneimittel benötigten Pflanzen werden überwiegend im Hochhimalaja gesammelt und je nach Standort auf ihr spezifisches Wirkstoffprofil hin beurteilt. Beispielsweise haben in der Sonne und in tieferen Lagen gewachsene Pflanzen wärmende oder erhitzende Eigenschaften. Sie werden demnach bei Kältestörungen eingesetzt. Schattenpflanzen und solche aus großer Höhenlage wirken dagegen kühlend, heilen also Hitzestörungen. Auch die Sammelzeit, der Verarbeitungsprozess und sogar astrologische Einflüsse spielen ebenso eine Rolle wie die Tatsache, welche Pflanzenteile man verwendet.

In Lhasa und Dharamsala erfolgt die Herstellung von Kräuterarzneien streng nach der alten Überlieferung. Gute Wirkung und Verträglichkeit sind hier garantiert. Das Hauptproblem stellen nach wie vor die begrenzten Rohstoffquellen und die schwierige Finanzlage beider Zentren dar.

Heilkraft ohne Nebenwirkung

Entgegen der westlichen Anschauung geht die Tibetische Medizin davon aus, dass jede einfache Medizin auch schädlich sein kann. Eine Pflanze, die einem bestimmten Körperorgan nützt, wirkt gleichzeitig fast immer negativ auf ein anderes ein. In tibetischen

Arzneien zielen aus diesem Grund nur etwa 80 % der Bestandteile auf eine Heilung der krankhaften Störung, während die restlichen Inhaltsstoffe unerwünschte Nebenwirkungen auffangen sollen.

Tibetische Kräuterpillen sind Vielstoffgemische (engl.: multicompounds). Sie enthalten bis zu 35 verschiedene Ingredienzen in jeweils sehr geringer Dosierung. Leider sind heute viele Pflanzen der Himalajaregion vom Aussterben bedroht. Die Verwendung ähnlicher Arten aus anderen Hochgebirgsgegenden wird zwar erwogen, ob sie aber denselben Erfolg garantieren, bleibt fraglich. Schon die Benennung der circa 1000 verschiedenen Pflanzen, von welchen 300 bis 400 laufend in Gebrauch sind, gibt Rätsel auf, denn für die meisten existieren nur tibetische Namen.

Der Geschmack als Indikator

Das wesentliche Kriterium einer tibetischen Arznei ist ihr Geschmack. Aus dem Zusammenwirken der fünf Elemente werden bei Nahrungs- und Heilmitteln **sechs** erkennbare **Geschmacksrichtungen** (süß, sauer, salzig, bitter, scharf und herb) unterschieden, die wir regelmäßig und in ausgewogenem Verhältnis zu uns nehmen müssen, um gesund zu bleiben.

Dazu kommen noch weitere „Qualitäten", „Potenzen" und „postdigestive Geschmäcker", die für die Arzneimittelkomposition wichtig sind. Der Geschmack einer Kräuterpille macht so ihre Wirkrichtung ziemlich exakt vorhersagbar. Eine zusammengesetzte Arznei, die alle Geschmacksanforderungen erfüllt, wäre in der Hand des kundigen Arztes faktisch ein Allheilmittel, das jede Art von Säftestörung behebt.

Juwelenpillen

Eine Besonderheit der Tibetischen Medizin sind die Juwelenpillen oder „Wertvollen Pillen" (engl.: precious pills). Sie werden einerseits zur Erhaltung der Gesundheit genommen;

andererseits können diese Arzneien, da sie immunstärkend und aufbauend wirken, alle Arten von Störungen heilen. Anders als bei gewöhnlichen Kräuterpillen werden die Heilpflanzen für Juwelenpillen nicht getrocknet, sondern zu einem Brei gekocht und mit Schwefel, pulverisierten Edelsteinen, Mineralien und Metallen versetzt. Der im Westen geforderten Arzneimittelsicherheit ist hier kaum Genüge zu tun, weshalb der generelle Vertrieb nicht erlaubt sein kann. Juwelenpillen müssen nach entsprechender Diagnose durch einen in tibetischer Medizin ausgebildeten Arzt verordnet werden und sollten aus verlässlicher Quelle stammen! In Dharamsala werden derzeit **sieben Arten von Juwelenpillen** hergestellt, die zwischen 25 und 165 Einzelbestandteile enthalten. Sie tragen ein spezielles Gütesiegel.[3]

Wertvolle Pillen sind in alten tibetischen Quellen als Medizin für die neu auftretenden Krankheiten kommender Generationen genannt worden. Tatsächlich hat Dr. Tenzin Choedrak, der ehemalige Leibarzt des Dalai Lama und Überlebende des chinesischen Massakers, die Wirkung von Juwelenpillen mit großem Erfolg an Opfern der Tschernobylkatastrophe erprobt. Aids-Patienten könnten ebenfalls von Juwelenpillen profitieren.[4]

Allerdings ist die Erzeugung dieser hochwertigen Arzneien aufgrund fehlender Rohstoffe und Finanzmittel derzeit nur in begrenztem Umfang möglich. Auch erlaubt das komplizierte, teilweise immer noch geheime Herstellungsverfahren keine wirkliche Massenproduktion.

Die Stimme der Wissenschaft

„Unsere Heilkunst muss einer kritischen Analyse standhalten …", unterstrich S. H. der Dalai Lama anlässlich des Washingtoner Kongresses über Tibetische Medizin seine Forderung nach geeigneten Studienprogrammen, die das tibetische „Wissen vom Heilen" auch für uns im Westen verständlich und nutzbar machen sollen.[5] Der Weg dahin ist allerdings noch mit einigen Problemen gepflastert.

Enge contra Vielfalt

Tibetische Arzneimittel sind sorgfältig komponierte Vielstoffgemische, die sich der üblichen wissenschaftlichen Beschreibung entziehen. Genau das aber macht ihre Anerkennung so schwierig. Unsere moderne Pharmakologie ist nämlich bestrebt, jede einzelne Pflanze in ihre wirksamen Inhaltsstoffe zu zerlegen, diese dann zu isolieren und chemisch nachzubauen. Pharmakonzerne in aller Welt sind ständig auf der Suche nach Monosubstanzen, also Einzelstoffen, die man mit Gewinn patentieren kann. Eine solche Vorgangsweise kommt bei tibetischen Medikamenten jedoch nicht infrage.

Michael McIntyre, Spezialist für Pflanzenheilkunde und Direktor der „Midsummer Cottage Clinic" in England, spricht von „allopathischem Rosinenpflücken" und meint damit, dass selbst interessierte Ärzte in ihrer Praxis meist nur Einzelpflanzen verwenden und diese wie irgendeine andere Droge verordnen. Grundlage der Pflanzenmedizin, so betont McIntyre, sei jedoch der Gedanke der Vielfalt: die **Polypharmazie**.[6] Welchen Sinn hätte es auch, den Gesamtorganismus Pflanze auf die chemische Reaktion einiger weniger Moleküle zu reduzieren?

Der Irrtum linearer Denkmuster

Der Wiener Biophysiker Dr. Herbert Schwabl, heute Verwaltungsratspräsident der Schweizer Firma Padma AG, hat die Wirkungsweise von Padma 28 genauer untersucht (siehe dazu das Kapitel „Padma 28 – Motor des Immunsystems"). Er ist davon überzeugt, dass die Zukunft den nichtlinearen Wissenschaften gehört.[7]

Nichtlinear heißt, dass nicht jeder Wirkung sofort eine sichtbare Ursache zugeordnet werden kann. Nichtlineares Denken erfordert mehr Weitblick und eine ganzheitliche Sicht der Dinge. Es gilt, ausgetretene wissenschaftliche Pfade zu verlassen, um dafür tiefere Einblicke in das Funktionieren komplexer Systeme, wie ja auch der menschliche Körper eines ist, zu gewinnen. Ein Weg, den die Volksmedizin seit jeher beschritten hat.

Für die medizinische Forschung und Praxis bedeutet diese Vorgabe: Man muss bereit sein, die offensichtliche Gesamtwirkung tibetischer Vielstoffgemische, wie sie in Versuchsreihen eindeutig zutage tritt, anzuerkennen – ohne sie bis ins Detail nachvollziehen zu wollen. Aufwendige Analysen biochemischer Einzelabläufe machen insofern wenig Sinn. Immer mehr Krankheiten werden heute durch eine Vielzahl von Faktoren (Ernährung, Lebensstil, Umwelt usw.) ausgelöst. Umso naheliegender scheint es, ihnen mit einer Vielfalt von Substanzen zu begegnen. Bezogen auf das Heilpotenzial tibetischer Wirkstoffgemische kann hier die Summe von 2 plus 2 durchaus einmal 5 sein.

Tibetische Arzneien als Informationsträger

In tibetischen Rezepturen dominiert, wie wir nun wissen, niemals ein Bestandteil, sondern erst die Kombination ausgesuchter Inhaltsstoffe macht ihre oft verblüffende Gesamtwirkung aus. Jedes dieser komplexen Wirkstoffgefüge liefert dem Körper eine Vielzahl von Impulsen in Richtung Gesundheit und hilft ihm so, zum natürlichen Gleichgewicht zurückzukehren. Tibetische Heilmittel fungieren als Botschaften, die der Organismus verstehen und selbstständig umsetzen kann. Geruch und Geschmack einer Arznei sind dabei ebenso wenig nebensächlich wie der Zeitpunkt der Einnahme. Eines fügt sich perfekt ins andere wie die Teile eines Puzzle-Spieles. Die Heilkraft solcher Gemische auf ein einziges Wirkprinzip zurückführen zu wollen wäre unmöglich und überdies sinnlos.

Jenseits der Schulweisheit

Für die Klärung der Frage, weshalb eine tibetische Arznei gerade so und nicht anders wirkt, geht unserer rationalen Wissenschaft das Rüstzeug noch weitgehend ab. Es gibt, wie S. H. der Dalai Lama in unter anderem in einem Interview mit dem Filmregisseur Franz Reichle erklärte, eine Gruppe tibetischer Medikamente, die ihrer Charakteristik nach von bestimmten Naturphänomenen abhängen. Sie sind nur dann voll wirksam, wenn sie zum Beispiel dem Licht des Vollmondes ausgesetzt wurden. Auch genaue astrologische Berechnungen für die Herstellung oder Einnahme können für die Heilkraft einer bestimmten Arznei ausschlaggebend sein.[8]

Die Tibeter nennen dieses Phänomen kosmischer Abhängigkeiten **Tendrel** und betrachten es als ganz selbstverständlich. Etwas Vergleichbares ließe sich vielleicht in der westlichen Homöopathie bei den Arzneien „Sol" und „Luna" finden*. Auch sie beziehen ihre Wirksamkeit aus metaphysischer Quelle.

Unsere „Schulweisheit" kann damit noch herzlich wenig anfangen. – Leider.

Dennoch, so betonte der Dalai Lama auch auf dem Washingtoner Kongress, sei die Tibetische Medizin in ihren Ursprüngen wissenschaftlich, selbst wenn sie sich zum Teil der im Westen üblichen Forschung entziehe.

Aus demselben Grund plädierte Dr. Namgyal Qusar vom Institut Men Tsee Khang in Dharamsala für eine „teilnehmende Beobachtung" der Arbeit tibetischer Ärzte, ohne deren Erfolge ausschließlich nach unseren Kriterien zu bewerten. Die Offenheit der Tibeter für eine Zusammenarbeit sei jedoch selbstverständlich, und der Westen möge dieses Angebot nutzen – stellte Robert A. Thurman von der University of Columbia fest.

---

* Hier wird Milchzucker dem Sonnen- bzw. Mondlicht ausgesetzt und dann zur Arznei potenziert. „Sol" wirkt beispielsweise ausgezeichnet gegen die Folgen von Sonnenbrand. Enthalten ist in diesem Mittel „nichts", außer eben Licht.

Zu viel Hitze

Zu den Botschaften, welche tibetische Arzneien dem Körper vermitteln, gehört eine Harmonisierung der drei Körperenergien, welche besonders durch den modernen Lebensstil, den Gebrauch von Genussmitteln und eine falsche Ernährung gestört werden. Im Westen ist es offensichtlich, dass durch die übliche Hetze und negativen Stress meist eine „Überhitzung" des Organismus vorliegt. Das führt einerseits zum Verlust körpereigener Schutzmechanismen, andererseits ist dieses Zuviel an Hitze ein Auslöser bzw. Begleiter von entzündlichen Prozessen. Das ist altes tibetisches Wissen.

Hier besitzt nun die Kräuterkombination in Padma 28 („Padma Basic") kühlende Eigenschaften. Die Rezeptur wirkt als Radikalfänger (siehe dazu das Kapitel „Padma 28 – Motor des Immunsystems") und kann somit ein auf Hochtouren laufendes Immunsystem wieder in Harmonie bringen. Dazu kommt eine entzündungshemmende Wirkung, wie sie in den folgenden Kapiteln noch näher beschrieben wird. Chronische Entzündungen gelten nach aktuellen Erkenntnissen als eine Hauptursache für viele als „zivilisatorisch" bezeichnete Krankheiten und Autoimmunstörungen mit ihren negativen Folgen. Breitenwirksame tibetische Kräutergemische können gezielt an diesen Schwachpunkten ansetzen.

Padma 28 –

Botschafter

einer sanften Medizin

Karl Lutz entdeckt die Tibetische Medizin

Zürich, im Jahre 1954: Der Schweizer Pharmakaufmann Karl Lutz lauscht gebannt dem Vortrag eines Benediktinerpaters über Tibetische Medizin.

Was er da hört, fasziniert ihn und er beginnt, sich für diese alte Medizinlehre zu interessieren.

Über den Vortragenden, Pater Cyrill von Korvin-Krasinski, lernte Karl Lutz den polnischen Chirurgen Peter Badmajew kennen. Dessen verstorbener Vater Wladimir Badmajew hatte die Tibetische Medizin von seinen berühmten burjatischen Vorfahren übernommen und in seiner Warschauer Arztpraxis stets erfolgreich neben der westlichen eingesetzt. Zum Nachlass von Wladimir Badmajew gehörte auch eine Beschreibung tibetischer Arzneirezepturen. Pharmafirmen zeigten keinerlei Interesse, doch Karl Lutz ahnte, auf welchen Schatz er da gestoßen war. Zusammen mit Peter Badmajew ließ er probeweise einige der Arzneien herstellen und erarbeitete eine genaue, bisher einzigartige Indikationsliste für alle überlieferten Rezepturen. Das Ganze wurde interessierten Ärzten zur Verfügung gestellt.

Eine Formel wird zum Begriff

Karl Lutz wählte für seine Arzneien den Namen **„Padma"**. (Der Ausdruck steht im Sanskrit für die Lotosblüte, das Sinnbild der Reinheit und Schönheit.) Auch die klangmäßige Ähnlichkeit zum Namen Badmajew schien recht passend. Das Rezept Nr. 28 dieser Indikationsliste erregte schon bald einiges Aufsehen. „Padma 28" erwies sich nämlich als überraschend wirksam bei der Behandlung arterieller Verschlusskrankheiten, wie dem bekannten „Raucherbein". Immer mehr Patienten wussten von einer erstaunlichen Besserung ihrer Beschwerden zu berichten, die nachhaltiger war als mit gefäßerweiternden Medikamenten. Es folgten Studien, welche die beobachtete Wirkung von Padma 28 bestätigten.[9]

Bis zur offiziellen Zulassung als Kassenmedikament im März 1998 („Padmed Circosan") sollte es allerdings noch ein weiter, mit bürokratischen Hürden gepflasterter Weg sein. Zu groß waren die Vorbehalte und Widerstände seitens der etablierten Medizin. Doch Karl Lutz kämpfte unermüdlich für seine Überzeugung. Ihm gebührt das Verdienst, als Erster die Bedeutung der Tibetischen Medizin erkannt und die entscheidenden Weichen zur Anerkennung tibetischer Heilmittel in Europa gestellt zu haben.

Sein Lebenswerk wird von der Schweizer Firma **Padma AG**, deren Gründer und Leiter er bis zu seinem Tode 1995 war, weitergeführt. Das Unternehmen produziert nach den Originalangaben und unter strenger Qualitätskontrolle die beiden Rezepturen „Padma 28" und „Padma Lax" (Padma Nr. 179). Weitere Padma-Formeln nach tibetischen Originalangaben sind im Schweizer Kanton Appenzell Ausserrhoden zugelassen und in Drogerien erhältlich, welche sie auch versenden.

Warum Padma 28 wirkt

Schon während die Rezepturen der Ärztefamilie Badmajew über die Mongolei und Russland nach Europa gelangten, hat man wahrscheinlich viele Kräuter aus dem Hochhimalaja durch ähnliche Exemplare der örtlichen Pflanzenwelt ersetzt. Die aktuelle Rezeptur wurde von Dr. Donden, dem Gründer des Men Tsee Khang in Dharamsala, auf ihre einwandfreie Zusammensetzung hin überprüft und für korrekt befunden.

Padma 28 ist ein typischer Vertreter der sanften tibetischen Pflanzenmedizin. Die gepressten Kräutertabletten bestehen aus 22 natürlichen Komponenten, 20 davon Pflanzen und Pflanzenteile, in Verbindung mit natürlichem Kampfer und Calciumsulfat (Gips). Insgesamt ergibt sich ein Gehalt von über 10.000 verschiedenen Substanzen, die **synergistisch**, das heißt ineinandergreifend und sich gegenseitig verstärkend, zusammenwirken. Die pflanzlichen Anteile von Padma 28 sind fein vermahlen, ansonsten aber roh belassen.

Die Inhaltsstoffe von Padma 28 lassen sich gemäß tibetischen Grundsätzen in drei Wirkrichtungen gliedern:
1. Bestandteile, welche die Hauptwirkung ausmachen
2. Komponenten, die diese unterstützen und
3. Bestandteile, welche die unerwünschten Wirkungen anderer Inhaltsstoffe aufheben.

Diese Vorgaben finden bei der Zusammenstellung jeder tibetischen Kräuterarznei Beachtung.

Bei der Betrachtung der Inhaltsstoffe von Padma 28 (siehe Tabelle) fällt auf, dass diese Rezeptur wider Erwarten nicht nur aus fernöstlichen Ingredienzen besteht. Vielmehr stoßen wir auf so „gewöhnliche" altbekannte Pflanzen wie Ringelblume, Spitzwegerich, Vogelknöterich oder Goldfingerkraut. Ja, sogar die Blätter von Gartensalat (Lactuca sativa) sind enthalten. Tatsächlich kommt nur ein Teil der in Padma 28 enthaltenen Pflanzen ausschließlich in asiatischen Ländern vor, der Rest auch in unseren Breiten. Isländisch Moos ist überhaupt nur in Nordeuropa heimisch. Die Zutaten für Padma 28 werden heute von der Herstellerfirma auf dem regulären Arzneimittelmarkt angekauft. Zum Teil stammt das Pflanzenmaterial aus landeseigenem kontrollierten Anbau.

Die bittere Pille

Wie bereits erläutert, spielen Geruch und Geschmack einer Arznei in der Tibetischen Medizin eine entscheidende Rolle. Auch bei Padma 28 lassen allein diese Merkmale Rückschlüsse auf das Wirkspektrum zu.

Padma 28 schmeckt bitter, etwas scharf und durchdringend. Nach tibetischer Medizinlehre verfügt es daher über kühlende Eigenschaften. Die Rezeptur stimuliert die Energie „Wind" sowie in geringem Maße „Schleim". Sie wirkt beschwichtigend

Inhaltsstoffe von Padma 28

Lateinische Bezeichnung	Gebräuchlicher Name	mg pro Tablette	Ätherische Öle	Gerbstoffe	Bitterstoffe	Flavonoide (Farbstoffe)
Aegle sepiar fructus	Marmelosfrucht	20		•		
Amomi fructus	Nelkenpfeffer	25	•			
Aquilegiae vulgaris herba	Akeleikraut	15		•		
Calendulae flos	Ringelblumenblüten	5	•			•
Dextrocamphora	Naturkampfer	4	•			
Cardamomi fructus	Kardamom	30	•			
Caryophylli flos	Gewürznelke	12	•			
Costi amari radix	Indische Costuswurzel	40	•	•		
Hedychii rhizoma	Hedychwurzel	10	•			
Lactucae sativae folium	Gartenlattich	6				
Lichen islandicus	Isländisches Moos	40			•	
Liquiritiae radix	Süßholzwurzel	15				•
Meliae tousend fructus	Neembaumfrucht	35			•	
Myrobalani fructus	Myrobalanen	30		•		
Plantaginis herba	Spitzwegerichkraut	15		•		
Polygoni herba	Vogelknöterichkraut	15		•		
Potentillae aureae herba	Goldfingerkraut	15		•		•
Santali rubri lignum	Rotes Sandelholz	30	•			•
Sidae cordifoliae herba	Sidakraut	10				
Valerianae radix	Baldrianwurzel	10	•			
Calcii sulphas pulv.	Gips (Mineral)	20				

Quelle: Produktinformation der Firma PADMA AG, CH-8603 Schwerzenbach

auf „Galle" (siehe dazu das Kapitel „Tibetische Medizin – Das Wissen vom Heilen"). In etwa ließe das günstige Effekte bei „Hitzestörungen" wie Entzündungen, Herz-Kreislauf-Leiden und Immundefekten erwarten. Wissenschaftliche Studien und die medizinische Praxis konnten inzwischen zeigen, dass diese Vermutung in der Tat zutrifft.

Die dem Mittel Padma 28 zugrunde liegende tibetische Formel „Gabur" wird als antientzündliches Basistherapeutikum eingesetzt, um „verstecktes Fieber" zu kurieren. Damit sind unterschwellige bzw. chronische Entzündungsherde gemeint. Die ärztliche Praxis hat gezeigt, dass Padma 28 mit dem chinesischen Meridianpunkt LG 4 (Tor des Lebens) auf dem sogenannten „Lenkergefäß" (Mingmen) zusammenwirkt.

Die Kraft der Pflanzeninhaltsstoffe

Zwischen Pflanze und Mensch besteht eine Jahrtausende alte Beziehung. Schon immer haben kundige Anwender es verstanden, die heilenden Kräfte der Pflanzenwelt für sich zu nutzen.

Erste Aufzeichnungen über die medizinische Verwendung von Pflanzen findet man auf sumerischen Tontafeln und im ägyptischen „Papyrus Ebers". Pflanzen bilden während ihres Wachstums in Blüten, Blättern und Wurzeln eine Fülle bioaktiver Substanzen, die auf den menschlichen Organismus wirken, wenn wir pflanzliche Nahrung oder Heilkräuter zu uns nehmen. Die Phytochemie untersucht diese Wirkstoffe genauer, während die Pharmakologie ihre therapeutischen Einsatzmöglichkeiten erforscht.

Wirksamkeit durch Vielfalt

Pflanzen enthalten im Wesentlichen zwei Arten von Wirksubstanzen. Die Produkte des primären Stoffwechsels (Saccharide, Lipide usw.) sind unentbehrlich für das Überleben der Pflanze selbst. Daneben fallen aber auch sogenannte **sekundäre Pflanzenstoffe** an, die zu Heilzwecken genutzt werden können. Pflanzen liefern außerdem Vitamine, Mineralien, Spurenelemente, antibakterielle Substanzen und vieles mehr. Die sekundären Phytochemikalien einer Pflanze ergänzen und verstärken sich wechselseitig in ihrer Wirkung. Keine isolierte oder chemisch nachgebaute Substanz kommt diesem natürlichen Informationsgefüge gleich. Wie in einer musikalischen Komposition ginge der perfekte Zusammenklang verloren, wenn auch nur eine einzige Note fehlen würde. Das nennt man „Synergismus".

Es gibt schätzungsweise mindestens 10.000 solcher sekundärer Phytomoleküle, die den Pflanzen als Farb-, Duft- und Aromastoffe dienen und sie außerdem vor Krankheiten oder Schädlingen schützen.

Gesundheitsfördernde Pflanzenstoffe kommen in allen Arten von Getreide, Hülsenfrüchten, Gemüse und Obst vor, werden dem Körper also schon im Rahmen einer vernünftigen Ernährung zugeführt. Bioaktive Substanzen sind im Nahrungskreislauf jeweils nur in winzigen Mengen vorhanden, doch gerade dieses kontinuierliche Angebot minimaler Reize hält viele Lebensvorgänge aufrecht.

In tibetischen Kräuterrezepturen kommt dieser Vorteil besonders zum Tragen und bildet das eigentliche Wirkprinzip. Eine natürliche „Breitbandarznei" wie Padma 28 kann dem Organismus vorbeugend und bei schon bestehenden Störungen eine Vielfalt von biochemischen Anstößen zur Gesundheit liefern. Unser Körper ist in der Lage, aus diesem Wirkstoffangebot genau die für ihn brauchbaren Informationen herauszufiltern.

Wie in anderen tibetischen Pflanzenheilmitteln liegen auch in Padma 28 die einzelnen Bestandteile in so geringer Menge vor, dass westliche Pharmakologen kaum nennenswerte Effekte erwarten würden. Dennoch macht gerade diese sanfte Impulsvielfalt in Padma 28 seine umfassende Wirkung und gute Verträglichkeit aus.

Betrachten wir die folgende Zusammenstellung einiger in unserem täglichen Nahrungsangebot vorhandenen Phytochemikalien. Sie veranschaulicht am besten die umfassenden Wechselwirkungen dieser Naturstoffe.

Pflanzeninhaltsstoffe mit Untergruppen [U]	Vorkommen	Wirkrichtung
Ätherische Öle und Harze	in Gewürzen, Heilkräutern, Meerrettich, Senf usw.	meist entzündungshemmend, keimtötend, blutreinigend, immunstimulierend
Bitterstoffe U: Cynarin, Lactane u. a.	in Artischocken, Endivie, Bitterkräutern usw.	verdauungsanregend, beruhigend, entgiftend
Carotinoide (Vorstufen von Vitamin A) U: Beta-Carotin, Lykopin u. a.	in gelb/orangefarbigem Obst und Gemüse, Grüngemüse, Tomaten, Algen usw.	krebsvorbeugend, (antikanzerogen), keimtötend, stärken das Immunsystem, antioxidativ (hemmen freie Radikale)
Gerbstoffe	in Wurzeln und Blättern vieler Pflanzen	entziehen Krankheitserregern den Nährboden, wundheilend, reizmildernd
Phytoöströgene U: Isoflavonoide, Lignane u.a.	in Vollkorn, Hülsenfrüchten, Leinsamen, vielen Heilpflanzen	krebsvorbeugend, keimtötend, cholesterinsenkend, hormonstimulierend
Phytosterine U: Betasitosterin u. a.	in Pflanzenölen und -samen, Kürbiskernen, Sesam, Sonnenblumenkernen usw.	krebsvorbeugend, cholesterinsenkend

Polyphenole (siehe unten) U: Flavonoide und Tannine: z. B. Antozyane, Querzetin, Genistein, Rutin, Phenolsäuren, Hydroxyzimtsäuren u. a.	in vielen Gemüsen, rotem Beerenobst, Zwiebeln, Knoblauch, rotem Weinlaub, in zahlreichen Teesorten wie Grüntee oder Rotbuschtee	krebsvorbeugend, keimtötend, immunstimulierend, entzündungshemmend, blutdruckregulierend, antioxidativ
Saponine (stickstofffreie Glykoside)	in Pflanzensamen, Hülsenfrüchten, vielen Heilpflanzen	krebsvorbeugend, keimtötend, cholesterinsenkend, entzündungshemmend
Schleimstoffe	in Beerenfrüchten, vielen Heilpflanzen, z. B. Eibisch oder Isländisch Moos	reizmildernd, schleimhautschützend
Sulfide U: Ajoen, Allicin und Alliin u. a.	in Knoblauch, Zwiebeln und anderen Pflanzenarten	krebshemmend, keimtötend, immunstimulierend, entzündungshemmend, blutreinigend, verdauungsregulierend, antioxidativ

Flavonoide und Tannine

Zu den wichtigsten in Padma 28 enthaltenen Pflanzenschutzstoffen gehören die Flavonoide und Tannine. Sie zählen mittlerweile zu den bestuntersuchten sekundären Phytochemikalien.

Flavonoide und Tannine sind Untergruppen bestimmter Gerbstoffverbindungen, sogenannter **Polyphenole**. Diese Substanzen bewahren eine Pflanze vor Schädigungen von außen (UV-Strahlung, Pilzbefall usw.) und dienen als Hilfe bei der Anpassung an die Umwelt. Die Polyphenole haben das besondere Interesse der Forschung geweckt, weil diese Stoffgruppe offensichtlich eine stark krebshemmende Wirkung entfaltet.

Einer Forschergruppe der Universitätsklinik Hamburg-Eppendorf ist es jüngst gelungen, einen tumorhemmenden Wirkmechanismus der Stoffgruppe Polyphenole zu entschlüsseln. Es zeigte sich, dass diese schon in äußerst geringer Konzentration (und besonders effektiv in Kombination) bestimmte Enzyme in Tumorzellen hemmen. Alle Polyphenole (wie z. B. EGCG in Grüntee, das Gossypol in Baumwollsamen, das Hypericin im Johanniskraut oder das Quercetin der Eiche) zeigten diese Wirkung. Siehe dazu auch das Kapitel "Padma 28 bei Herzkrankheiten und Krebs". *(Quelle: JournalMED/A. Vogel Gesundheitsnachrichten 5/05, Teufen/Schweiz)*

Die etwa 5000 verschiedenen Flavonoide und Tannine kommen vorwiegend in der Schale und Rinde von Früchten und Gemüsen sowie in zahlreichen Teepflanzen und Gewürzen vor. Sie müssen dem Organismus regelmäßig zugeführt werden, da er sie selbst nicht bilden kann. Therapeutisch wirken Polyphenole vor allem antioxidativ und damit dem Prozess der Zellalterung

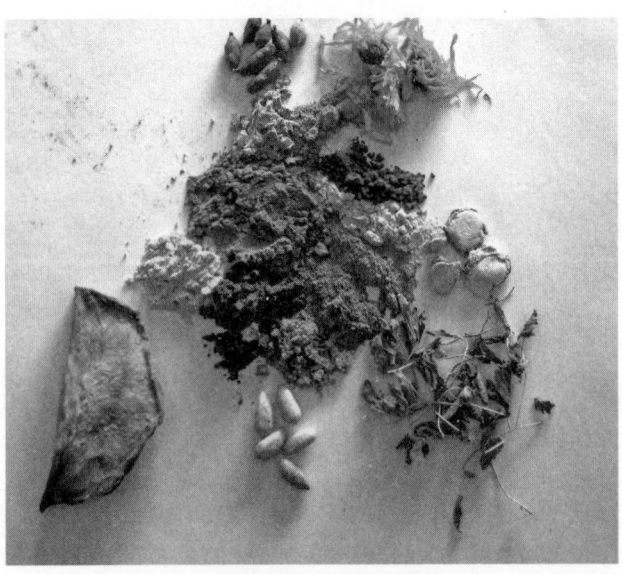

Padma 28 Kräutermischung

und -schädigung entgegen.[10] Wie das genau geschieht, und bei welchen Gesundheitsstörungen Sie das Kräutergemisch Padma 28 sinnvoll einsetzen können, darüber informieren die folgenden Kapitel.

Hinweis: Die Schweizer Rezeptur „Padma 28 = Padmed Circosan" enthält zusätzlich die sehr geringe Menge von **1 mg Eisenhutknollen** (Aconiti tuber). Dieser Bestandteil fehlt in Ländern, wo Padma 28 als Nahrungsergänzungsmittel zugelassen wurde. Er ist jedoch – wie auch tibetische Ärzte bestätigen – als Sekundärkomponente für die therapeutische Hauptwirkung des Mittels ohne Belang. Vergleichende Untersuchungsreihen mit beiden Mittelvarianten sind aktuell im Laufen.

Wie untersucht man tibetische Heilmittel?

Nicht allzu viele Forscher sind bis heute überhaupt bereit, die Methoden und Medikamente östlicher Medizinsysteme einer ernsten wissenschaftlichen Untersuchung zu unterziehen. Einer von ihnen ist jedoch der Tiroler Biochemiker, Prof. Dr. Florian Überall, Leiter der Genanalyse-Einheit an der medizinischen Universität Innsbruck. Er hat verschiedene tibetische Vielstoffgemische, vor allem aber Padma 28, diversen Labortests unterzogen.

In einem Interview mit der renommierten Zeitschrift „Medical Tribune" im Jahr 2004 erläuterte Dr. Überall die Vorgangsweise eines Biochemikers, der wissen möchte, warum tibetische Heilmittel wirken:

Getestet wird das Ganze

Zuerst einmal, so Dr. Überall, braucht man einwandfreies, unbelastetes Material, was im Falle tibetischer Originalrezepturen gar nicht immer leicht zu bekommen sei. Bei den Padma-Mitteln ist diese Reinheit aufgrund des westlich normierten Herstellungsprozesses aber garantiert. Sodann wird das jeweilige Präparat in seiner Ganzheit verschiedenen Standard-Tests „in vitro", d. h. im Labor, unterworfen. Man probiert etwa aus, wie verschiedene Enzymsysteme auf das Mittel wirken, und prüft die Reaktionen am Modell von angelegten Zellkulturen. Hier zeigen sich im Falle tibetischer Medikamente selbst schon bei kleinsten Mengen interessante Wirkungen.

Bei Padma 28 stellte das Forscherteam eine Beziehung zum Aminosäuren- und Glukosestoffwechsel im Körper fest. Die Rezeptur wirkt allgemein harmonisierend (immun modulierend) und entzündungswidrig. Außerdem zeigte sich ein anti-oxidatives, aber auch pro-oxidatives Potenzial (siehe dazu im Kapitel „Padma 28 – Motor des Immunsystems"). Dieses Ergebnis ist deshalb interessant, weil es beweist, dass natürlich auch bei tibetischen Mitteln „Nebenwirkungen" einzelner Inhaltsstoffe existieren. Die Einzelsubstanzen werden aber von tibetischen Ärzten so geschickt kombiniert, dass die Gesamtwirkung im positiven Bereich bleibt und der heilerische Erfolg gesichert ist. In kaum einer traditionellen Medizin wird die Kunst des nebenwirkungsfreien Mischens von Arzneien so offensichtlich, wie beim tibetischen „Wissen vom Heilen".

Solche „in-vitro"-Ergebnisse sind zwar nicht direkt auf die Praxis anwendbar, doch Studien, wie Dr. Überall sie laufend durchführt, tragen sehr wesentlich dazu bei, die tibetischen Heilmittel aus dem „esoterischen Eck" herauszuholen und zu zeigen, dass es hier durchaus wissenschaftlich beweisbare Wirkungen gibt. Diese können künftig durch weitere Therapieprotokolle und Studien an freiwilligen Patienten erhärtet werden, wobei die Nebenwirkungsfreiheit eines Mittels wie Padma 28 auch die sog. „Compliance" (Bereitschaft zur Mitarbeit) der Versuchspersonen ohne Zweifel sehr erhöht.

Eine Übersichtsarbeit von Univ. Prof. Dr. Florian Überall fasst die Ergebnisse seiner Studien bis 2006 zusammen (siehe Anhang: Studien und Analysen). Mehr Informationen finden Sie unter *www.tibetischemedizin.org.* Dr. Überall ist auch Leiter des Informationszentrums für tibetische Medizin, Franz-Stockmayrstraße 30a, in 6410 Telfs, Tirol.

Padma 28 –

Motor des Immunsystems

Geschätzte 1,5 Kilogramm würden es sein, könnte man das Immunsystem eines erwachsenen Menschen auf die Waage legen. Wie eine aktive Polizeitruppe sind die Mitarbeiter dieser biologischen Organisationseinheit jedoch im ganzen Körper an strategisch wichtigen Punkten verteilt. Wenn Gefahr von außen droht, sprich Krankheitserreger einzudringen versuchen, beginnt oft ganz unbemerkt eine Schlacht auf Leben und Tod. Haut und Körpersekrete (Speichel, Magensaft usw.) bilden eine erste Barriere gegen den Feind. Gelingt die Abwehr auf diesem Wege nicht, tritt das Heer unserer Immunzellen auf den Plan.

Wie unser Immunsystem funktioniert

Die Schaltzentrale der sogenannten **zellgebundenen Immunität** befindet sich in der hinter dem Brustbein gelegenen Thymusdrüse. Das rote Knochenmark dient als Produzent und Nachschubbasis für Immunzellen, die auch im Lymphsystem, der Milz, den Gaumen- und Rachenmandeln, den „Peyer Plaques" des Darmes und vielen anderen Körperorganen präsent sind. Von diesen Sammelstellen aus werden bei Bedarf verschiedene Arten weißer Blutkörperchen (Leukozyten) als Kämpfertruppe gegen eindringende Bakterien, Viren und Pilze ins Feld geschickt. Ihre Hauptaufgabe besteht darin, fremde Mikroorganismen mithilfe von Enzymen, Schutzstoffen und durch **Phagozytose** (Verdauung von Zellabfall durch Fresszellen) abzuwehren.

70 % der im Knochenmark gebildeten Zellen sind Granulozyten (körnig erscheinende Fresszellen), den Rest bilden Monozyten (Riesenfresszellen = Makrophagen) sowie Lymphozyten, die Antikörper herstellen können (siehe unten). Neben dem zellgebundenen existiert außerdem ein **humoraler**, das heißt an Blut und Lymphe gekoppelter **Teil des Immunsystems**. Auch dieser hält ständig Ausschau nach Fremdkörpern. Seine Aufgabe ist die Produktion von Antikörpern oder Immunglobulinen durch

sogenannte **B-Lymphozyten**, während die Hauptakteure der zellgesteuerten Abwehr **T-Lymphozyten** und T-Helferzellen sind.

Antikörper und Antigene

Im gesunden Organismus löst jede Infektion umgehend eine humorale oder zellgesteuerte Immunantwort aus. Unerwünschte Eindringlinge werden zunächst als körperfremdes Eiweiß (**Antigen**) erkannt. B- und T-Zellen reagieren darauf mit der Bildung von Antikörpern. Man könnte sagen, sie markieren den Feind, um ihn dann speziellen Killer- und Fresszellen zur Vernichtung auszuliefern. Danach übernehmen einige Lymphozyten die Funktion von Gedächtniszellen. Sie speichern gleichsam den Bauplan der unerwünschten Gäste. Im Wiederholungsfall geht dann die Feinderkennung und Antikörperbildung viel schneller und effizienter vor sich. Wir sind in einem solchen Fall „immun".

Jeder Mensch besitzt somit eine Reihe angeborener und erworbener Abwehrmechanismen gegen Infektionen. Die biologischen Zusammenhänge dieses komplexen Regelkreises sind noch lange nicht ausreichend erforscht.

Fest steht aber: Nur ein gut funktionierendes Immunsystem kann uns wirksam vor Gesundheitsschäden bewahren. Dabei muss es heute mit extrem vielen Reizen und Belastungen fertig werden.

Zu einem Nachlassen der Immunkräfte kommt es vor allem durch Umweltgifte, Medikamenten- und Genussmittelmissbrauch, Fehlernährung, Bewegungsarmut sowie bei psychischen Problemen. Viele, vor allem chronische Leiden können sich nur dann im Körper ausbreiten, wenn das Immunsystem zuvor durch nicht ausgeheilte Krankheiten oder eine dauerhaft schädliche Lebensweise beeinträchtigt wurde. In der westlichen Welt gilt dies vor allem für die sogenannten Zivilisationskrankheiten: Herz-Kreislauf-Erkrankungen, Krebs und vorzeitige Abbauprozesse, die wir gemeinhin als „Alterserscheinungen" interpretieren.

Killer- und Kontrollzellen – Harmonie ist alles

Ein intaktes Immunsystem befindet sich im dynamischen Gleichgewicht. Bei jedem „Feindangriff" wird dieses Gleichgewicht in Richtung humoraler oder zellabhängiger Aktivität verschoben und muss sich danach wieder neu einpendeln. Die zellgesteuerte Abwehr erledigt einen Großteil ihrer Verteidigung mithilfe der T-Lymphozyten. Eine Unterart dieser Immunzellen geht in Form von **Killerzellen** gegen Angreifer von außen vor, um nach getaner Arbeit von einer anderen Gruppe, den **Suppressor- oder Kontrollzellen,** eingebremst zu werden.

Wenn nun aber das Verhältnis von Killer- und Kontrollzellen nicht mehr stimmt, gerät das immunologische Gleichgewicht aus den Fugen. Sind zu viele Killerzellen am Werk und gelingt es den Kontrollzellen nicht, deren Angriffslust zu bremsen, beginnen ihre Angriffe sich gegen den Körper selbst zu richten. Im Klartext gesprochen: Unsere Abwehrpolizei erkennt fälschlicherweise körpereigenes Zellgewebe als fremd und versucht es zu zerstören. Solche auch als **Autoimmunerkrankungen** bezeichneten Fehlleistungen sind eine Hauptursache für Beschwerden des rheumatischen Formenkreises, viele Allergien einschließlich Asthma, für Multiple Sklerose (Zerstörung der Gehirn- und Rückenmarksnerven), Lupus erythematodes (LE = Gefäßentzündung), Myasthenia gravis (chronische Muskelschwäche) bis hin zu Blutkrebs. Aber auch innere Organe (Schilddrüse, Nebennieren usw.) können betroffen sein.

Im umgekehrten Fall erfüllen die Kontrollzellen ihre Aufgabe allzu eifrig und hindern die meist ohnehin geschwächten Killerzellen an ihrer Tätigkeit. Die Folge ist ein weitgehendes Versagen der Körperabwehr, das chronischen Erkrankungen Vorschub leistet. Infektionen breiten sich ungehindert aus. Als Extrembeispiel kann der völlige Zusammenbruch aller Immunreaktionen beim AIDS-Syndrom gelten. Seit die medizinische Forschung begonnen hat, diese Zusammenhänge aufzudecken, erweist sich umso deutlicher, wie notwendig sanfte, nebenwirkungsfreie

Therapien sind, durch welche das Abwehrsystem nicht zusätzlich geschwächt und behindert wird.

Stress und freie Radikale

In den 50er Jahren präsentierte **Dr. Denham Harman**, Professor am University of Nebraska College of Medicine, USA, eine revolutionäre These: die Theorie des Alterns durch freie Radikale. Sie besagt, dass Krankheit und Zellverfall dann ihren Lauf nehmen, wenn unsere Körperzellen durch die Angriffe sogenannter freier Radikale nachhaltig geschädigt wurden.[11]

Obgleich vorerst wenig beachtet, diente Harmans Theorie als Grundlage für weitere Forschungen über die Entstehung von Zivilisationskrankheiten einschließlich der Krebs- und AIDS-Problematik.

Was aber ist ein freies Radikal?

Jede Körperzelle benötigt für ihren Stoffwechsel neben Energie auch Sauerstoff (lat.: *oxygenium).* Er wird ihr über die Atmung und den Blutkreislauf zugeführt. Die dabei ablaufende Oxidation (Sauerstoffverbrennung) ist Grundlage allen höheren Lebens. Unser Zellstoffwechsel bringt aber laufend auch schädliche Nebenprodukte hervor – eben jene freien Radikale. Dies geschieht auf die folgende Weise: Moleküle bestehen für gewöhnlich aus einem Atomkern sowie paarigen Elektronen. Freie Radikale dagegen sind instabile, hochreaktive Sauerstoffmoleküle, denen in ihrer chemischen Struktur ein Elektron fehlt. Diese „unfertigen" Moleküle können fatale Kettenreaktionen auslösen. Sie versuchen nämlich, fremde Elektronen aus gesunden Zellverbänden herauszureißen, wobei giftige Verbindungen entstehen. Freie Radikale reagieren besonders lebhaft mit ungesättigten Fettsäureresten. Dabei bilden sich immer neue aggressive Molekültrümmer. Ein Prozess, der nur durch bestimmte „**Radikalfänger**" (siehe unten) abgebrochen werden kann.

Auf diese Weise entstehen tagtäglich Millionen winziger Einzelschäden in unseren Zellen, beschleunigen deren Alterungsprozess und können Auslöser einer Zellentartung (Krebs und andere Tumoren, Erbgutschäden usw.) sein. Sowohl von innen als auch von außen (durch Umweltgifte, Nahrung, UV-Strahlen, bodennahes Ozon usw.) ist unser Körper somit einem Dauerbombardement durch freie Radikale ausgesetzt. Sie schwächen das Immunsystem und sind Mitverursacher der bereits erwähnten Zivilisationsleiden. Insgesamt bezeichnet man diese Kampfsituation, die unser Organismus permanent zu meistern hat, als **oxidativen Stress**. Schon aus diesem Grund bildet die Theorie der freien Radikale einen Angelpunkt auf der Suche nach den letzten Ursachen für Krankheit, Alter und Tod.

Die Rolle der Antioxidantien

Um das Wüten der freien Radikale einzudämmen, hat die Natur und damit auch unser Körper wirksame Waffen entwickelt: die Antioxidantien.

Den größten Teil der Arbeit übernehmen körpereigene Enzyme. Sie sind in der Lage, freie Radikale zu stoppen, indem sie diese mit den fehlenden Elektronen versorgen und sie so in harmlose Zerfallsprodukte umwandeln. Außerdem können wir die ständige „Putzkolonne" unseres Körpers durch eine regelmäßige Zufuhr natürlicher Antioxidantien aus pflanzlicher Nahrung wirkungsvoll unterstützen.

Zu den Substanzen mit starker antioxidativer Wirkung gehören, wie man heute weiß, das Beta-Carotin (Provitamin A), die Vitamine C und E, die Spurenelemente Zink und Selen sowie das vitaminähnliche Coenzym Q 10. Wahrscheinlich aber wirken noch viele andere Biochemikalien in irgendeiner Weise antioxidativ. Der therapeutische Effekt hoch dosierter synthetischer Präparate wird allerdings mit Recht angezweifelt. Am effektivsten sind diese Stoffe nämlich dann, wenn wir sie in ihrer ursprünglichen Form aus naturbelassenen hochwertigen Lebensmitteln, Würzkräutern und Heilpflanzen zu uns nehmen.

Die Vielstoffkombination **Padma 28** enthält eine Fülle antioxidativer, immunstimulierender Substanzen, die sich in ihrem harmonischen Zusammenspiel perfekt ergänzen und verstärken.

Biophotonen – von strahlenden Eiern und glücklichen Hühnern

Antioxidantien üben ihre Funktion nie isoliert voneinander aus. Überall in der Natur herrscht „Teamwork", und auch die Zellen des Immunsystems können ihre Aufgaben nur erfüllen, wenn es ihnen möglich ist, sich untereinander zu verständigen. Wie aber geschieht das?

Kein Leben ohne Licht

Der biblische Satz „Es werde Licht" symbolisiert nicht von ungefähr den Beginn allen Lebens. Von den Zellkernen lebender Organismen gehen nämlich äußerst schwache Lichtsignale aus. Die kleinsten Energiebausteine des Lichts nennt man Lichtquanten oder Photonen. Als der deutsche Quantenphysiker Fritz A. Popp vor Jahrzehnten begann, jene winzigen Lichtteilchen zu untersuchen, prägte er für sie den Ausdruck **Biophotonen**.

Diese Zellstrahlung, auch ultraschwache Luminiszenz genannt, übt im Organismus steuernde Funktionen aus. Auch unsere Körperabwehr arbeitet mit solchen Lichtsignalen. Immunzellen können offenbar auf diese Weise miteinander kommunizieren, also wichtige Botschaften und Informationen austauschen.

Die Biophotonenforschung hat viele faszinierende Erkenntnisse geliefert. Zuweilen sind ihre Versuche der modernen Lebensmittelindustrie zuträglich und beweisen, dass Tierschutz auch Menschenschutz bedeutet. Die Rede ist von simplen Hühnereiern. Vergleiche zeigen nämlich, dass Eier von „glücklichen" freilaufenden Hühnern viel stärker „strahlen" als solche von Federvieh, das in engen Käfigbatterien ein kurzes, armseliges Dasein fristen muss.[12] Wer hier noch an der größeren Bekömmlichkeit von Freilandeiern zweifelt, dem ist wohl kaum zu helfen. Doch was hat das alles mit Padma 28 zu tun?

Padma-verstärkte Zellen leuchten heller

Jeder fortgesetzte immunologische Stress geht im Körper mit entzündlichen Reaktionen einher. Dabei sorgen Fresszellen (Phagozyten und Makrophagen) für die Beseitigung anfallender Zelltrümmer und halten die Entzündung so lange wie nötig aufrecht, um den Abfall zum Beispiel durch Eiter und Wundsekrete aus dem Körper zu schaffen. Auch bei diesem Abbauprozess entstehen freie Radikale. Sie können aber vorerst keinen Schaden anrichten, da sich der ganze Vorgang im Inneren der Fresszellen abspielt.

Nach erfolgreicher „Feindverdauung" klingt auch die Entzündungsreaktion ab – oder sie sollte es zumindest.

Unterstützt man in solchen Stresssituationen das Immunsystem durch die Einnahme von Padma 28, so lässt sich nicht nur eine deutlich verstärkte Lichtabstrahlung der Immunzellen beobachten; die Inhaltsstoffe dieser Arzneiformel sind offenbar auch in der Lage, die Entzündungsreaktion nach erfolgter Abwehr wieder zu dämpfen.

Bei chronischen Entzündungen bleiben die Fresszellen ständig aktiviert. Sie beginnen dann, freie Radikale ins umliegende Gewebe abzugeben und gesunde Zellstrukturen zu schädigen. Hier besteht die Wirkung von Padma 28 in einer gezielten Regulierung und Dämpfung der Immunantwort. Der überreizte Organismus wird sanft aber bestimmt zur Ordnung gerufen. Die Bestandteile von Padma 28 hemmen unter anderem die Aktivität des Enzyms Elastase, eines eiweißspaltenden Stoffes, welcher an der Gewebszerstörung durch chronische Entzündungsherde maßgeblich beteiligt ist. Die Fülle natürlicher Antioxidantien mit Polyphenolcharakter (Flavonoide und Tannine) lässt chronische Entzündungen leichter ausheilen, da dem Körper zahlreiche Anstöße zur Eigenregulierung geboten werden.[13]

Entzündungen schwächen das Immunsystem – Padma 28 hilft

Eine Entzündung ist, wie bereits erläutert, die Antwort unseres Immunsystems auf Zell- und Gewebeschäden, die durch Einwirkung von außen (Krankheitserreger, schädliche Substanzen, Verletzungen etc.) entstehen. Entzündungen sind sehr schmerzhaft, aber gleichzeitig ein Heilungsprozess, den der Körper ohne unser Zutun einsetzt. Chronische Entzündungen jedoch verschlimmern sich laufend, haben keinen Nutzen und schädigen den Organismus nachhaltig. Seine Immunreaktionen geraten außer Kontrolle – es ist wie bei einem schädlichen Computerprogramm, das sich immer wieder von selbst abspult und vom System nicht mehr gelöscht werden kann.

Diesem Geschehen nur medikamentös entgegenzuwirken reicht nicht aus, denn der Vorgang ist vielschichtig. Eine entzündliche Reaktion ist schwerer zu unterbrechen, als es scheint, weil die massive Unterdrückung dieser an sich sinnvollen Immunantwort meist wieder eine Verschlimmerung der zugrunde liegenden Infektion bedeutet. Daraus ergeben sich u.a. die bekannten Probleme von häufigen Antibiotikatherapien. Wie kann hier ein Ausweg gefunden werden?

Neben allgemein sinnvollen Maßnahmen wie Ernährungsumstellung, Sanierung von Krankheitsherden und der Ausleitung von Schadstoffen, kommt es vor allem darauf an, dem Körper genügend natürliche Antioxidantien zuzuführen. Die tibetische Medizin baut hier auf die immunregulierende Wirkung ihrer pflanzlichen Vielstoffgemische, welche den Organismus dazu bringen, wieder aus eigener Kraft harmonisch zu funktionieren. Neueste Forschungen konzentrieren sich auf einen Nachweis der anti-inflammatorischen (entzündungswidrigen) und zellschützenden Eigenschaften von Padma 28 („Basic"), das in der Ausheilung von chronischen Entzündungsprozessen immer wieder beste Erfolge zeigt.

Padma 28 in Therapie und Praxis

Vergleichende Studien kommen zum Ergebnis, dass für mehr als 100 verschiedene Krankheitsbilder ein ursächlicher Zusammenhang mit oxidativem Stress angenommen werden kann. Asthmaleiden, bei denen entzündliche Zellen im Lungenbereich gefunden werden, gehören ebenso dazu wie chronisch-entzündliche Darmerkrankungen (Colitis ulcerosa, Morbus Crohn), die gefährlichen Plaques in arteriosklerotischen Gefäßen oder Diabetes mellitus.

Wie die **Biochemikerin Marianne Suter** von der Eidgenössischen Technischen Hochschule (ETH) in Zürich ausführt, kann Padma 28 Elektronen abgeben, also auf freie Radikale reduzierend wirken. Zeigen konnte sie das anhand eines analytischen Systems, bei dem ein bestimmtes Protein mit Namen Cytochrom C benutzt wird. Padma 28 war bei diesen Versuchen in der Lage, das schädliche Cytochrom C zu reduzieren und damit einen effektiven Zellschutz zu gewährleisten.[14]

Schon in geringen Dosen ist die Fähigkeit von Padma 28, freie Radikale zu neutralisieren, mindestens so stark wie jene der antioxidativen Vitamine C, E und Beta-Carotin. Diese Kräuterformel vermag also überschießende Immunreaktionen, welche ein Kennzeichen sogenannter Autoimmunerkrankungen (siehe oben) sind, äußerst wirkungsvoll zu dämpfen. Nach bisherigem Wissensstand scheint die langfristige Einnahme von Padma 28 daher bei allen Formen von Immunschwäche und Infektanfälligkeit sehr empfehlenswert.[15]

Der Hamburger Arzt, Autor und Tibetkenner Dr. Egbert Asshauer berichtet über die Anwendung von Padma 28 bei einem seiner Patienten nach Ausbruch der AIDS-Infektion. Es gelang dadurch, die Blutwerte dieses Mannes stabil zu halten und seine Lebensqualität beträchtlich zu erhöhen.[16] Interessant in diesem Zusammenhang: In einem tibetischen Medizinbuch des 13. Jhs. wurde bereits ein Krankheitsbild beschrieben, das praktisch die AIDS-Symptomatik wiedergibt. Die Therapie begleitende Gabe von Padma 28 dürfte für HIV-positive Patienten zur Stärkung ihrer Immunfunktionen jedenfalls von Vorteil sein.[17]

Ein wichtiger Hinweis an alle, die Padma 28 für ihre Gesundheit nutzen wollen, sei an dieser Stelle allerdings angebracht: Setzen Sie niemals verordnete Medikamente eigenmächtig ab, sondern tun Sie dies nur im Einvernehmen mit Ihrem Arzt/Heilpraktiker. Dieser wird mit Ihnen zusammen die sinnvollste Vorgangsweise festlegen. Lassen Sie sich aber auch nicht einschüchtern, falls Sie auf Unwissen und Ablehnung stoßen. Padma 28 beeinflusst nach bisherigem Wissen keine andere Therapie negativ, wohl aber kann es Ihr Allgemeinbefinden ganz erheblich verbessern.

Eine Arznei gegen das Alter?

Oxidativer Dauerstress verursacht im Körper eine Überaktivierung und schließlich Schwächung des Thymus, der immer weniger T-Zellen produziert. Die Thymusdrüse gilt als „Lebensuhr" des Organismus. Mit zunehmendem Alter beginnt dieses Organ zu schrumpfen. Ein Erlöschen seiner Funktionen führt den Tod herbei.

Unsere Hoffnung auf Entdeckung eines „Jungbrunnens" ist legendär – und wird es auch bleiben, denn der Alterungsprozess ist genetisch vorprogrammiert (und dieses Programm gewaltsam zu stören, sollte man wohlweislich unterlassen). Im Inneren jeder Körperzelle findet sich der genetische Code festgeschrieben. Er steuert alle Zellfunktionen über Geburt und Wachstum bis zum Eintritt des Todes. Mit fortschreitendem Alter beginnt diese

Informationsquelle unzuverlässiger zu werden. Die Situation gleicht einer Baustelle, deren Leiter immer weniger in der Lage ist, dem Heer seiner Arbeiter korrekte Anweisungen zu erteilen. Erste Fehlleistungen treten auf. Bezogen auf das Älterwerden sprechen wir sehr bezeichnend von „Alterserscheinungen": Faltenbildung der Haut, Abnutzung von Knochen und Gelenken, Gefäßverkalkung (Arteriosklerose), Nachlassen der geistigen Fähigkeiten (Senilität) und so fort.

Dass auch hier Zellschäden durch Oxidation, also das Wüten freier Radikale, eine bedeutende Rolle spielt, wissen Altersforscher seit Langem. Das wohl schlimmste Beispiel rapider Zellalterung ist die Progerie, ein erschütterndes Krankheitsbild, bei dem schon Kinder das Aussehen von Greisen annehmen, mit allen Zeichen des herannahenden Todes. Bekannte Degenerationsleiden wie Parkinsonismus oder Morbus Alzheimer scheinen ebenfalls eine Folge schädlicher Oxidationsvorgänge in den Zellen zu sein.

Gezielte Nahrungsergänzung als Ausweg

Schon Generationen vor uns wussten, dass eine abwechslungsreiche, natürliche Kost jung und gesund erhält. Welch entscheidender Part unserem Immunsystem dabei zukommt, hat die Wissenschaft aber erst jetzt klar erkannt.

So führte die wohldosierte Versorgung mit Vitaminen, Mineralien und Spurenelementen bei Menschen mit Altersleiden in vielen Testreihen zu einer augenfälligen Verbesserung ihres Zustandes. Geistige Verfallserscheinungen konnten vielfach gestoppt und die Abwehr gegen Infektionen verbessert werden. Die zu Padma 28 vorliegenden wissenschaftlichen Fakten lassen in ihrer Gesamtheit den Schluss zu, dass die darin enthaltenen antioxidativen Natursubstanzen – speziell Polyphenole – geeignet sind, altersbedingte Abbauprozesse günstig zu beeinflussen, sie unter Umständen sogar zu verzögern. Durch seine immunstärkende Wirkung stellt Padma 28 daher als Ergänzung des täglichen

Nahrungsangebots eine sinnvolle Maßnahme zur Erhaltung der körperlichen und geistigen Funktionen dar.

Selbstverständlich sollte sich auch Ihre Ernährung an naturbelassenen, hochwertigen Nahrungsmitteln orientieren: Obst, Gemüse, Vollkornprodukte, Samen, Nüsse und Kerne, ab und zu Fisch; Milchprodukte und Eier in Maßen, sehr wenig Fleisch und Süßes. Durch ausreichende Bewegung versorgen Sie Ihren Körper mit Sauerstoff und schaffen den unbedingt notwendigen Ausgleich zur Verhinderung von Stressfolgen.

Immer häufiger sind Patienten heute mit Lebensmittelallergien und Unverträglichkeiten (Intoleranzen) konfrontiert: Histamin-, Fruktose- oder Laktoseintoleranz, Milch- oder Weizenallergie, bis hin zur Zöliakie (absolute Unverträglichkeit von glutenhaltigem Getreide). Bei dieser liegen starke entzündliche Reaktionen der Darmschleimhaut vor und Padma 28 kann hier neben der unbedingt notwendigen glutenfreien Diät unterstützend und heilend eingreifen. Weitere Ausführungen zum Thema chronische Entzündungen und zu den genannten Ernährungsproblemen finden Sie in meinem zweiten Buch über tibetische Medizin.*

Schon Kleinkindern mit Ernährungsstörungen kann eine Tablette bzw. der Inhalt einer Kapsel Padma 28 mit Obstmus oder Brei vermischt gegeben werden. Die Rezeptur scheint auch geeignet, die ev. Nebenwirkungen chemischer Reiztherapien (allopathische Impfungen) zu mildern oder zu verhindern.

---

* Padma 28 – die Essenz tibetisch-fernöstlicher Medizin. Neue Erkenntnisse zur bewährten Formel der Gesundheit, Oesch-Verlag

Padma 28 und Arteriosklerose

Lassen Sie mich dieses Kapitel mit einer Geschichte einleiten, wie sie sich täglich vieltausendfach wiederholt: Herr X, ein Mann in den Fünfzigern, starker Raucher und der „guten Küche" nicht abgeneigt, beginnt plötzlich seine Beine zu spüren. Die Durchblutung der unteren Extremitäten lässt zu wünschen übrig. Immer kürzer werden die Gehstrecken, die der zuvor so agile Mann schmerzfrei bewältigen kann – in seinem handwerklichen Beruf ein großes Handicap.

Natürlich wäre es jetzt höchste Zeit, seine Ernährungs- und Lebensgewohnheiten radikal umzustellen, was ihm auch der Arzt sehr eindringlich rät. Wie schwer das aber in der Praxis fällt, wissen wir alle selbst zur Genüge. Herr X hofft, entsprechende Medikamente würden seinem Körper schon wieder auf die Sprünge helfen. Seine Lebensweise meint er nicht ändern zu können. So kommt es, wie es kommen muss: Das Leiden verschlechtert sich zusehends. Die Amputation eines Beines ist nicht mehr zu umgehen. Es folgen mehrere Herzinfarkte und schließlich ein langes qualvolles Siechtum. Alle ärztliche Kunst vermag gegen die über Jahrzehnte entstandenen irreparablen Gefäßschäden nichts mehr auszurichten.

Natürlich hätte diese tragische Geschichte zum Beispiel auch Frau Y, einer beruflich und privat erfolgreichen Endvierzigerin, die zeitweise über „zu viel Stress" klagt, passieren können. Sie wäre geradezu typisch für unsere westliche „Powergesellschaft", in der das weibliche Geschlecht, was Herz- und Kreislaufleiden angeht, stark im Aufholen ist. Der gesamte Lebens- und Verhaltensstil spielt hier eine entscheidende Rolle, das wussten sowohl Herr X als auch Frau Y. Aber hätte man vielleicht trotz vieler „Sünden" noch einiges gut machen können? Wäre etwa die Tibetische Medizin mit ihren pflanzlichen Arzneien in solchen Fällen ein Strohhalm, der auch dann noch Halt bietet, wenn andere Wege bereits verschlossen sind? Und wie steht es mit der Vorbeugung?

Eine Geißel der Menschheit

Statistiken lassen es klar erkennen: Im Laufe dieses Jahrhunderts haben sich Herz-Kreislauf-Erkrankungen in westlichen Ländern zur Todesursache Nummer eins gemausert. An zweiter Stelle rangieren Krebsleiden, und Platz drei hält ein weiteres zivilisationstypisches Übel: der Schlaganfall (Apoplexie). Rund um den Erdball wurden in den letzten hundert Jahren laut Weltgesundheitsorganisation WHO eine Milliarde Menschen Opfer von Herzinfarkten oder Schlaganfällen. In den Industrienationen muss bereits jeder Zweite damit rechnen, einer Herz-Kreislauf-Attacke zu erliegen. Was man aber kaum vermuten würde: Der Hauptverursacher dieser Misere, die sogenannte Arteriosklerose, im Volksmund „Verkalkung" genannt, ist mit all ihren Folgeerscheinungen keineswegs ein modernes, sondern im Gegenteil ein sehr altes Wohlstandsleiden.

Werfen wir an dieser Stelle einen kurzen Blick in das 2. Jahrtausend v. Chr.: Unter Pharao Ramses II. gelangt die ägyptische Hochkultur noch einmal zu ungeahnter Blüte. Viele Jahrhunderte später wird der französische Arzt und Ägyptologe Sir Marc Armand Ruffer an dieser Königsmumie starke arteriosklerotische Gefäßveränderungen feststellen. – Was nicht eben verwunderlich wäre, denn Gottkönig Ramses starb hochbetagt. Die Gewebsschnitte weiterer Mumien sollten jedoch zeigen, dass im alten Ägypten Gefäßschäden und Stoffwechselleiden (zum Beispiel Gicht) um nichts weniger verbreitet waren als heute.

Zufall? Wohl kaum.

Zumindest die Angehörigen der Oberschicht legten sich in Bezug auf leibliche Genüsse keinerlei Beschränkungen auf. Der gut situierte Durchschnittsägypter jener Zeit war sicher wesentlich beleibter, als geschönte Reliefdarstellungen uns das glauben machen. Eiterherde an Zähnen und Mandeln waren häufig und begünstigten die Entstehung von Gefäßentzündungen. Andererseits dürfte die regelmäßige Verteilung von Knoblauchrationen samt einer einfachen Ernährungsweise den ägyptischen Arbeiterstand weitgehend vor dem Übel Arteriosklerose bewahrt haben.

Knoblauch wirkt bekanntlich adernschützend, und gerade in jüngster Zeit werden Vermutungen laut, sklerotische Gefäße seien zuallererst das Ergebnis langdauernder Fehl- und Mangelernährung. Die genügende Zufuhr bestimmter Vitamine und anderer Biochemikalien ist ein Faktor, dem bisher in Zusammenhang mit Arteriosklerose sicher zu wenig Beachtung geschenkt wurde.

Entstehung und Risikofaktoren arterieller Verschlusskrankheiten

Durchblutungsstörungen sind in der Gesundheitspresse ein häufig behandeltes Thema. Jeder Laie weiß inzwischen, dass ein ungesunder Lebensstil negative Auswirkungen auf die Elastizität und Funktionstüchtigkeit unserer Adern hat. Das Blutgefäßsystem versorgt den Körper mit Sauerstoff und Nährsubstanzen.

Wenn seine Leistungsfähigkeit sinkt, bekommen wir das umgehend zu spüren.

Was ist Arteriosklerose?

Die im Volksmund als „Verkalkung" bezeichnete Arteriosklerose (auch: Atherosklerose) entsteht durch eine Wandschädigung der Blut führenden arteriellen Gefäße. Eine fettreiche Ernährung beispielsweise vermindert die Fließfähigkeit des Blutes und führt zu höherer Gerinnungsneigung. In der Innenhaut der Arterien lagern sich Fettstoffe ab, die wiederum den Blutstrom behindern. Es entsteht ein chronisch-entzündlicher Prozess, der mit dem völligen Verschluss eines Gefäßes enden kann. Außerdem verlieren die Arterien durch Kalkeinlagerungen ihre natürliche Elastizität und werden steif und unbeweglich.

Erste Symptome treten erfahrungsgemäß auf, wenn mehr als die Hälfte der Gefäßlichtung verschlossen ist – und auch dann nur bei körperlicher Belastung. Je nachdem, wo sich im Körper dieser Vorgang ereignet, reichen die Folgen von „eingeschlafenen" schmerzenden Armen und Beinen bis zum lebensbedrohlichen Herzinfarkt durch den Verschluss feiner Kranzgefäße. Schreiten diese Entzündungen weiter fort, so können sich an den Arterienwänden Blutgerinnsel oder Gewebeteilchen (Emboli) anlagern, und diese können auch fortgeschwemmt werden und die Sauerstoffversorgung an entfernten Stellen des Körpers abrupt unterbinden. Es kommt zu Embolien innerer Organe beziehungsweise Schlaganfällen im Gehirn. Für die Betroffenen ist es wichtig zu verstehen, dass diese dramatischen Funktionsstörungen nur der Endpunkt eines jahrzehntelangen Prozesses sind. Es handelt sich demnach um eine Entwicklung, der man vorbeugen und deren Risikofaktoren man weitgehend ausschalten kann.

Mangel im Überfluss

Über die Ursachen der Entstehung von Arteriosklerose wird immer noch debattiert. Einigkeit herrscht lediglich darüber, dass die „Bündelung" mehrerer als gefährlich erkannter Umstände die Wahrscheinlichkeit, eine Gefäßwandschädigung zu erleiden, drastisch erhöht.

Folgende Risikofaktoren für Arteriosklerose werden genannt: falscher Lebensstil (Rauchen, Alkohol, fettreiche Ernährung, Bewegungsmangel), Umweltbelastungen (vor allem Schwermetalle), psychischer Dauerstress („Managerkrankheit") sowie eine gewisse erbliche Neigung zu Gefäßschäden. Der Auslösefaktor Bluthochdruck wird heute im größeren Zusammenhang gesehen. Er ist Teil des sogenannten **„Metabolischen Syndroms"**.

Dieses Erscheinungsbild kennzeichnet den wohlgenährten Durchschnittsbürger unserer Leistungsgesellschaft. Verzicht und Mäßigung fallen ihm schwer. Sein Wissen über gesunde Ernährung ist mangelhaft oder wird ignoriert. Sport und Bewegung kommen zu kurz. Er bezahlt dafür mit Übergewicht, Diabetes, erhöhten Blutfetten (LDL-Cholesterin, Triglyzeride) und Harnsäurewerten.

Die Entgleisung der Stoffwechselfunktionen ist lediglich eine Frage der Zeit. Bluthochdruck und Gefäßverschlüsse sind die absehbaren Folgen.

Erst jüngst wurde ein „neuer" Risikofaktor entdeckt: **Homocystein (Hcy)**. Homocystein ist ein Stoffwechselzwischenprodukt, das entsteht, wenn unser Körper die lebensnotwendige Aminosäure Methionin verwertet. In überhöhter Konzentration kann es die Arterienwände schädigen. Dieses Hcy nun aber als Generaltäter zu brandmarken, wäre ebenso kurzsichtig wie der Versuch, Arteriosklerose allein durch das Senken von Blutcholesterin zu behandeln. Zu wenig beachtet werden demgegenüber die Möglichkeiten der Nährstofftherapie. Erhöhte Homocysteinwerte können nämlich, das weiß man inzwischen ebenfalls, durch ausreichende Aufnahme der Vitamine B6, B12, und speziell von Folsäure, leicht gesenkt werden. Des Rätsels Lösung haben wir damit aber kaum in der Hand. Allerdings haben neue Forschungen ergeben, dass jede Therapie gegen Arteriosklerose auch von anti-entzündlichen Maßnahmen begleitet werden sollte (siehe dazu unten).

Moderne Therapieansätze

So sehr wir uns gewisser Fehler in der Lebensführung bewusst sind, denken wir an eine Besserung doch oft erst dann, wenn alle Alarmglocken schrillen.

Ein Grund mehr für die Medizin, sich auf die Therapie bestehender Gefäßschäden zu konzentrieren. Zum Teil ist sie dabei sehr erfolgreich, wie die rapide Entwicklung der Herzchirurgie beweist. Fremde Herzen werden verpflanzt, verengte Gefäße aufgedehnt und Bypässe gelegt. Die Gentechnologie ermöglicht sogar das Wachsen neuer Blutgefäße. Aber ist das wirklich der sinnvollste Weg, mit dem Wunderwerk Körper umzugehen? Sollten wir unser Augenmerk nicht verstärkt auf sanfte, nebenwirkungsfreie Methoden der Vorbeugung und Therapie richten?

Zellularmedizin – ein neues Gesundheitsverständnis

Gesundheit und Krankheit finden auf der Ebene unserer Körperzellen statt, das ist längst bekannt. Werden diese schlecht ernährt, sprich nicht mit allen wichtigen Biochemikalien versorgt, entstehen Probleme. Warum sollte es bei der Arteriosklerose anders sein?

Vermutungen, wonach die mangelhafte Versorgung mit Vitaminen, Mineralien und sekundären Pflanzeninhaltsstoffen eine Hauptursache für das entzündliche Herdgeschehen in Blutgefäßen sein könnte, sind keineswegs aus der Luft gegriffen. Studien belegen, dass gezielte Vitamin-E-Gaben das Herzinfarktrisiko um mehr als 40 % senken. Vitamin C wurde als wirksamer Gefäßschutz identifiziert, da es unter anderem den Abbau von Cholesterin fördert. Ein Vitamin-C-Mangel begünstigt andererseits die Entstehung von Rissen in der Gefäßwand und damit die Bildung sklerotischer Ablagerungen. Wenn nun aber durch den Einsatz synthetischer Vitamine Erfolge erzielt werden, um wie viel besser muss eine Komposition natürlicher, synergistischer, das heißt sich gegenseitig verstärkender Natursubstanzen wirken?

Einen ernst zu nehmenden Hinweis, wie kraftvoll die Natur zu heilen vermag, liefert uns die traditionelle Anwendung von Knoblauch als Mittel gegen „Verkalkung" und Altersbeschwerden. Lange belächelt, wissen wir heute, dass seine Inhaltsstoffe tatsächlich vorbeugend wirken und das Fortschreiten der Arteriosklerose sehr wohl bremsen können.

Ist Arteriosklerose heilbar?

1990 machten im „Lancet", einem weltweit anerkannten medizinischen Journal, aktuelle Forschungsergebnisse aus Kalifornien von sich reden. Ärzten war es gelungen, nachzuweisen, dass eine Korrektur des Lebensstils zur Rückbildung sklerotischer Gefäßveränderungen führt. Schon nach einem Jahr hatte sich die festgestellte Koronarsklerose (Verengung der Herzkranzgefäße) bei den Versuchspersonen ganz ohne Medikamente deutlich gebessert. Zuvor wurde eine solche Rückbildungsfähigkeit allgemein bezweifelt.

Diese „The Life Style Heart Trial" genannte Studie hat neben weiteren Publikationen eindringlich gezeigt, wie man durch veränderte Ernährung und Lebensführung (Bewegungstraining, Kneippkuren usw.) der Arteriosklerose ein Schnippchen schlagen kann. Im Bereich der Ernährungstherapie scheint es angebracht, dem Körper neben hochwertigen Nahrungsmitteln gezielte biologische Informationen zuzuführen, die ihm helfen, sein Gleichgewicht wieder zu erlangen. Dieser Aufgabe werden komplexe tibetische Kräutergemische wie Padma 28 in idealer Weise gerecht. Sie geben dem Organismus sanfte, aber stetige Orientierungshilfen zur Aktivierung seiner natürlichen Selbstheilungskräfte.

Arteriosklerose als Entzündungsgeschehen

Störungen im System der Arterien führen, wie bereits erklärt, zu Problemen mit der Durchblutung. Neu sind die Erkenntnisse, wonach Arteriosklerose sichtlich immer mit einer Entzündung der Gefäßwände einhergeht.

Zum einen können die Blutgefäße durch Ablagerungen verstopft werden, zum anderen können sich die Gefäße im Lauf dieser Veränderungen entzünden, was zu einer weiteren Verengung führt. Das simple Erklärungsmuster, wonach die Arterien sich einfach nach und nach wie eine verkalkte Wasserleitung verschließen, gilt nach neuen Erkenntnissen als überholt. Die letzten 20 Jahre Forschung haben ergeben, dass die Arterien keine starren Rohre bilden, sondern ständig das gesamte vorhandene Zellmaterial an der Entstehung von Ablagerungen (sog. Plaques) mitwirkt. Diese bilden sich nicht – wie lange angenommen – an, sondern direkt in der Gefäßwand.

Die meisten Herzattacken oder Schlaganfälle geschehen, wie man nun weiß, dadurch, dass solche Plaques plötzlich aufplatzen und damit die Bildung eines Blutgerinnsels auslösen. Ein solcher Thrombus verschließt dann innerhalb weniger Minuten die gesamte Arterie.

Fresszellen als Missetäter

An der Bildung der genannten Plaques sind vor allem bestimmte Immunzellen, die sog. Makrophagen („große Fresszellen") beteiligt. Sie nehmen das bekannte Cholesterin auf (siehe dazu unten) und fressen sich damit buchstäblich voll, bis sie fettreiche Schaumzellen bilden, welche sich in der Arterienwand einlagern. Diese Schaumzellen geben sodann Botenstoffe frei, mit welchen sie dem Körper das Vorhandensein einer Entzündung melden. So werden immer neue Immunzellen an den Ort des Geschehens geschickt und der Organismus wird in einen permanenten Alarmzustand versetzt.

Da allerdings die Fähigkeit unseres Körpers zur Selbstheilung größer als angenommen ist, gelingt es ihm oft, die geschädigte Gefäßwand zu reparieren, indem die entzündlichen Plaques mit hartem Material ausgefüllt und dadurch steif und verdickt („verkalkt") werden. Die Folge kann eine gefährliche Gefäßverengung sein, und die gestörte Durchblutung macht sich durch Symptome wie das bekannte „Ameisenlaufen" in Händen und Füßen bemerkbar. Jahrzehntelang kann es bei solchen leichten Beschwerden bleiben, weil die Plaques nur sehr langsam in die Gefäßwand „einwachsen". Mit der Zeit kann sich jedoch eine extreme Verengung des Blutkanals (Stenose) ergeben, und dann wird es kritisch. Angina Pectoris, Claudicatio intermittens („Raucherbein") oder Schlaganfälle sind die unausweichliche Folge.

Sie treten zuerst bei körperlicher Belastung (Stiegensteigen, Sport etc.) auf und müssen sehr ernst genommen werden.

Selbst ein nur kurz dauernder Verschluss von arteriellen Gefäßen führt zu einer drastischen Unterversorgung von Geweben und Organen. Es sammeln sich Zellgifte an, die nicht abtransportiert werden können und großen Schaden anrichten. Im schlimmsten Fall kommt es zur Amputation oder irreparablen Schäden an Herz und Gehirn. Umso notwendiger ist es, der Entstehung solcher gefährlichen Plaques vorzubeugen. Tibetische Rezepturen können hier sowohl präventiv (vorbeugend), als auch schützend und heilend eingreifen.

Padma 28 als effektives Therapeutikum

Als Karl Lutz, den wir als „Entdecker" von Padma 28 kennengelernt haben, mithilfe einer Schweizer Kräuterfirma die ersten tibetischen Rezepturen herstellen ließ, konnte er nicht ahnen, dass gerade die Nummer 28 seiner „Padma" genannten Reihe sich einen so erstaunlichen Ruf erwerben sollte. Er gab einigen Ärzten, welche er als Pharmakaufmann regelmäßig aufsuchte, die tibetischen Arzneien samt Indikationsliste.

1966 verschrieb der Mediziner Dr. Charles im schweizerischen Winterthur das Rezept Nr. 28 einem seiner Patienten. Er war Gemeindepräsident des Nachbarortes und litt an einer fortgeschrittenen arteriellen Verschlusskrankheit der Beine. Medikamente hatten keine befriedigende Wirkung gezeigt, doch nach mehrwöchiger Einnahme von Padma 28 konnte dieser Mann schließlich wieder mehrere Kilometer ohne Schmerzen gehen, was zuvor undenkbar gewesen war. Der Fall erregte ziemliches Aufsehen.

Durch diesen Erfolg ermutigt, gab Dr. Charles Padma 28 anderen Patienten mit Arteriosklerose, denen es ebenfalls bald besser ging. Nachuntersuchungen an der Züricher Universitätsklinik bestätigten das kleine Wunder. Die Fachwelt begann aufzuhorchen.[18]

Hilfe für das „Raucherbein"

Rauchen ist ein unbestrittener Risikofaktor für Arteriosklerose. Nikotin erhöht den Fibrinogenspiegel im Blut, fördert also seine Gerinnung. Die Gefahr von Gefäßverschlüssen durch Blutgerinnsel wird deutlich erhöht, eine bereits vorhandene Arteriosklerose begünstigt. In dieser Situation treten häufig Schmerzen aufgrund von Durchblutungsstörungen der unteren Gliedmaßen auf: das sogenannte Raucherbein. Der Patient ist kaum noch in der Lage, längere Strecken schmerzfrei zu gehen und muss öfter innehalten.

Die Fachsprache bezeichnet dieses Erscheinungsbild als intermittierendes Hinken (lat.: *claudicatio intermittens*). Ein anderer Name lautet „**Schaufensterkrankheit**", weil viele Betroffene, wenn sie stehen bleiben, scheinbar interessiert eine Auslage betrachten, um nicht aufzufallen. Allgemein spricht die Medizin von peripherer arterieller Verschlusskrankheit (PAVK).

1977 wurde am Kantonspital Luzern eine erste Doppelblindstudie mit Padma 28 an Patienten mit einer solchen arteriellen Verschlusskrankheit der Beine durchgeführt. (Doppelblindstudie bedeutet, dass während des Versuches weder Arzt noch Patienten wissen, welche Teilnehmer das zu testende Medikament oder aber ein Placebo, also ein Mittel ohne wirksame Inhaltsstoffe, bekommen.) Die schmerzfreie Gehstrecke der mit Padma 28 behandelten Versuchspersonen wuchs um 54 %. Mit den gefäßerweiternden Mitteln der Schulmedizin, sogenannten Vasodilatatoren, ist dagegen nur eine Steigerung von höchstens 10 % zu erreichen. Padma 28 zeigte außerdem keine der starken Nebenwirkungen, die diese Medikamente für gewöhnlich haben.[19]

1985 wies ein groß angelegter Doppelblindversuch an 43 Patienten nach, dass unter Padma 28 die maximale schmerzfreie Gehstrecke gegenüber unbehandelten Personen ganz beträchtlich zunimmt. Die Teilnehmer, deren Zustand sich signifikant verbessert hatte, waren 16 Wochen lang täglich mit 3-mal 2 Kapseln Padma 28 behandelt worden.

1998 zeigte eine neue Pilotstudie, dass Padma 28 die Normalisierung des systolischen Blutdrucks am Knöchel nach einem anstrengenden Gehtraining eindeutig fördert.[20]

Im Jahr 2006 ergab eine an der Universitätsklinik Zürich durchgeführte Meta-Analyse (Auswertung zahlreicher Studien), dass Padma 28 bei Patienten mit einer manifesten Durchblutungsstörung der Beine eine merkbare Verlängerung der Gehstrecke bringt. 18, 2 % konnten 100 m weiter schmerzfrei gehen, als vor der Einnahme (Studie von **Prof. Dr. Reinhard Saller** u. a.).

Wie Padma 28 wirkt

Ein Forscherteam rund um Dr. Kaj Winter von der Universität Kopenhagen versuchte in der wohl fundiertesten Studie mit Raucherbein-Patienten die Frage zu klären, auf welche Weise Padma 28 arterielle Gefäßverschlüsse beeinflusst. Labortests zeigten, dass Padma 28 die Zeit bis zur Auflösung von Blutgerinnseln in den Beinen verkürzt, weil es körpereigene Substanzen hemmt, die diese Auflösung behindern. Vorbeugend trägt Padma 28 zu einer Senkung der Blutfette (Triglyzeride, LDL-Cholesterin) bei und erschwert die Ablagerung von Fettstoffen in der Gefäßwand. Seine Wirkung wird zusätzlich noch dadurch verbessert, dass es, wie im vorigen Kapitel beschrieben, auch entzündliche Reaktionen dämpft.[21]

Man sollte sich nun keinesfalls der Illusion hingeben, Padma 28 sei ein „Heilmittel" bei bestehender Arteriosklerose, denn es beeinflusst diese nur indirekt, kann sie also nicht beseitigen. Bekannt ist aber, dass sich der Körper bemüht, bei Gefäßverschlüssen ein Ersatzsystem, das sogenannte kollaterale arterielle Umgehungssystem, zu aktivieren. Während dieser Umstellungsphase können bereits lebensbedrohliche Störungen auftreten. Padma 28 hilft offenbar dabei, diesen Prozess der Umstellung zu beschleunigen.

Nach tibetischer Auffassung hat die Energie „Wind", welche durch Padma 28 stimuliert wird, unter anderem einen Bezug zum Blutgefäßsystem des Herzens. Nicht von ungefähr berichten daher auch Patienten mit koronaren Durchblutungsstörungen von einer Besserung ihrer Beschwerden (Herzschmerzen, Atemnot). Einige behaupten sogar, Padma 28 habe ihnen das Leben gerettet (siehe das Kapitel „Fallberichte – so hat Padma 28 mir geholfen"). Dem soll nicht widersprochen werden, da zumindest eine Doppelblindstudie über die Anwendung von Padma 28 bei Angina pectoris existiert.[22]

Wenn somit der Wert von Padma 28 als effektives Therapeutikum mittlerweile außer Frage steht, liegt doch seine größte Stärke auf dem Gebiet der Prävention. Falls Sie zu einer der Risikogruppen für Arteriosklerose gehören, ist es ratsam, bereits bei den ersten Anzeichen von Durchblutungsstörungen, wie Kribbeln, Ameisenlaufen, Einschlafen von Händen und Füßen oder Wadenkrämpfen, hellhörig zu werden. Gleichzeitig sollten Sie versuchen, Ihre Lebens- und Essgewohnheiten zu korrigieren, das Rauchen aufzugeben und eventuelles Übergewicht durch ausreichende Bewegung abzubauen. Zu empfehlen ist weiters der Gebrauch hochwertiger Öle mit hohem Anteil an „guten" (ungesättigten) Fettsäuren (z. B. natives Olivenöl) sowie das Essen vollwertiger Kohlenhydrate (Vollkornnudeln, Vollreis etc.). Industriezucker und besonders jodhaltiges Salz sollten stark eingeschränkt werden. Wenn Sie diese Maßnahmen dann noch durch die Einnahme von Padma 28 als „Bioregulator" ergänzen, dürfte der Erfolg nicht ausbleiben. Natürlich wird der Unterschied nicht sofort spürbar sein, vor allem solange keine nennenswerten Beschwerden vorliegen. Der Nutzen, den diese „Umstimmung" Ihres Körpers hat, zeigt sich aber spätestens dann, wenn Sie Ihren Alltag aktiver und gesünder bewältigen als zuvor, wenn Ihre Stoffwechselwerte (wieder) im Normalbereich liegen und die Arteriosklerose für Sie kein Schreckgespenst mehr sein muss.

Praxiserfahrung bestätigt umfangreiches Wirkprofil

Padma 28 vermag, wie aus einer 2001 ausgewerteten, umfassenden Praxisstudie hervorgeht, viel mehr als nur die periphere Durchblutung anzuregen. Es beeinflusst durch seine synergistischen Effekte auch eine Reihe von Beschwerden positiv, welche meist im Gefolge einer schlechten Blutversorgung auftreten.

Hochwirksam und gut verträglich

Die genannte Untersuchung basierte auf insgesamt 147 Erfahrungsberichten von 15 Schweizer Ärzten, darunter 9 Allgemeinmediziner, 3 Chirurgen, sowie je 1 Spezialist für Beinleiden, 1 Internist und 1 Zahnarzt.

In 60% der Fälle wurde Padma 28 bei peripheren Durchblutungsstörungen als Hauptmedikament eingesetzt, wobei 94% der Teilnehmer eine Besserung zeigten. Etwa die Hälfte der gebesserten Patienten nahm außer Padma 28 keine anderen Medikamente ein. Die Verträglichkeit wurde als sehr hoch bewertet, Nebenwirkungen (Magenbeschwerden) waren mit nur 4% minimal. Bei Herzgefäßerkrankungen (Angina pectoris u. a.) besserten sich 12 von 13 Fällen (mit Begleitmedikation).

Das Bemerkenswerte an dieser Studie war jedoch, dass viele Patienten darüber hinaus ein Nachlassen von Gedächtnisproblemen und Sehstörungen beobachten konnten. Diese Beschwerden gehen oftmals mit einer Durchblutungsstörung der Kopfregion einher. Gleichzeitig veränderte sich das angeschlagene seelische Befinden einiger Versuchsteilnehmer deutlich zum Positiven.

Sehr interessant ist ferner, dass 3 von 4 Studienteilnehmern mit **Tinnitus** (Ohrgeräuschen) eine wesentliche Besserung der Beschwerden verzeichneten, 2 davon ohne jede andere Therapie. Ein Patient wurde nach 6 Monaten völlig von starkem Tinnitus befreit. Auch ein Teilnehmer mit **Morbus Ménière** (Innenohrschwindel) war nach 5 Monaten beschwerdefrei (begleitend Blutdrucksenker). Dosis in allen Fällen: 3-mal 2 Tabletten Padma 28 täglich.

Ein Patient mit Diabetes Typ II („Alterszucker") stellte eine Senkung der Werte fest, die zumindest teilweise auf die Einnahme von Padma 28 zurückgeführt werden konnte (mehr über Diabetes im Kapitel „Fallberichte – so hat Padma 28 mir geholfen").

Padma 28 kann noch mehr

Neben der Milderung von Beschwerden, die eindeutig auf einer Minderdurchblutung beruhen, konnte die obige Studie nachweisen, dass Padma 28 durch seine harmonisierenden Eigenschaften eine ganze Reihe weiterer Krankheitsbilder günstig beeinflusst. Diese Leiden haben als gemeinsames Merkmal den oxidativen Stress und eine Entgleisung des Immunsystems.

Verbesserungen von starken zu schwachen Symptomen bis hin zur Beschwerdefreiheit ergaben sich weiters bei:
- Hypercholesterinämie (mit begleitender Diät, jedoch ohne Lipidsenker)
  Zur Wirkung von Padma 28 auf den Cholesterinwert findet derzeit an der Universitätsklinik Zürich eine eigene placebokontrollierte Doppelblindstudie statt.
- Rückenleiden/Gelenkschmerzen (Arthrose, Ischias, Karpaltunnel-Syndrom)
- Allergien (Pollenallergie, Asthma, Dermatosen)
- Schwäche, Müdigkeit und Schwindel (ohne weitere Medikamente)
- Chronische Bronchitiden, Sinusitis, Lungenemphysem
- Venenleiden
- Migräne mit Aura (Lichtreflex-Sehen)
- Morbus Parkinson
  Der an dieser Studie beteiligte Zahnarzt nutzt Padma 28 unterstützend zur Schwermetallausleitung beim Entfernen von Amalgam und zur besseren Wundheilung.

(Bezughabende Studie: Bommeli/Bohnsack/Kolb: Praxiserfahrungen ... – siehe unter „Wissenschaftliche Studien" im Anhang). Sie zeigt bislang am eindrücklichsten, wie ein natürliches Vielstoffpräparat auch gegen eine Vielzahl von Beschwerden einsetzbar ist.

Gutes und böses Cholesterin?

Noch immer ist es üblich, dass Ärzte im Rahmen von Gesundenuntersuchungen die Hände über dem Kopf zusammenschlagen, sobald das Gesamtcholesterin eines Patienten (und hier vor allem die Werte des LDL-Cholesterins) eine gewisse Höhe erreichen. Traditionell besteht die Behandlung in einer notfalls medikamentösen Senkung des „bösen" LDL-Cholesterins, während man das „gute" HDL-Cholesterin als ungefährlich in Bezug auf Herz-Kreislauf-Erkrankungen ansieht.

Die aktuellen Untersuchungen zur Entstehung der Arteriosklerose haben jedoch auch gezeigt, dass es sich hier um ein so komplexes Geschehen handelt, dass es nicht nur in dieser isolierten Form behandelt werden kann. LDL-Cholesterin an sich scheint nämlich ebenfalls relativ harmlos zu sein, solange es nicht oxidiert. Und genau das geschieht, wenn dem Körper die nötigen Antioxidantien nicht regelmäßig durch eine gesunde Ernährung und Lebensweise zur Verfügung stehen. Wesentlich sinnvoller als eine bloße Senkung von Cholesterinwerten ist daher der Einsatz von pflanzlichen Substanzen, die in der Lage sind, die Oxidierbarkeit (also das Gefährlichwerden) des LDL-Cholesterins zu unterbinden, sodass es sich nicht mehr als Helfer am Entstehungsprozess der Arteriosklerose beteiligen kann.

Im klinischen Versuch zeigte sich, dass nach einer vierwöchigen Einnahme von Padma 28 die Oxidierbarkeit von Blutfetten deutlich gesenkt wurde. Dieser Effekt war auch bei einer Nachkontrolle in der fünften Woche noch immer sichtbar. In einer Placebo-Vergleichsgruppe, die kein Padma 28 einnahm, änderte sich nichts (bezughabende Ärztestudie – siehe Anhang).

Ein umfassend wirksamer Langzeitschutz gegen Krankheiten, die durch eine Wandschädigung der Arterien hervorgerufen werden, ist somit am besten durch eine Therapie zu erreichen, die nicht nur den chronischen Entzündungsprozess unterbricht, sondern auch die Oxidierbarkeit von Blutfetten (insbesondere des LDL-Cholesterins) vermindert und gleichzeitig das Immunsystem harmonisiert. Beides ist nachweislich durch Padma 28 zu erreichen.

Kein Sündenbock

Falsch ist es nach neuesten Erkenntnissen, den lebensnotwendigen Fettstoff Cholesterin zum Hauptschuldigen bei Herz- und Kreislaufleiden zu stempeln, denn auch zu niedrige Werte machen krank (Depressionen, sexuelle Störungen). Stark erhöhte Werte (über 260 mg/dl gesamt) zeigen vielmehr an, dass der Körper bemüht ist, chronische Entzündungen zu bekämpfen, wozu auch Ablagerungen in den Blutgefäßen gehören. Hier müssen die wahren Ursachen gefunden und möglichst ausgeschaltet werden (Rauchen, Umweltgifte, Strahlung, Fehlernährung, Stress, Bewegungsmangel …). Cholesterin aus der Nahrung beeinflusst die Werte weit weniger, als bisher angenommen, da unsere Leber bei Bedarf Cholesterin herstellt und auch wieder abbaut.

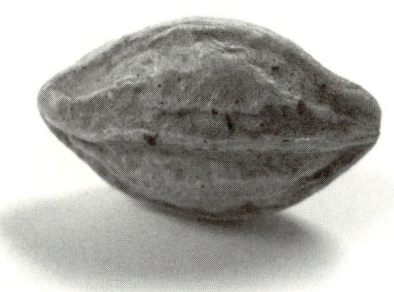

Myrobalane – Zutat vieler Rezepturen

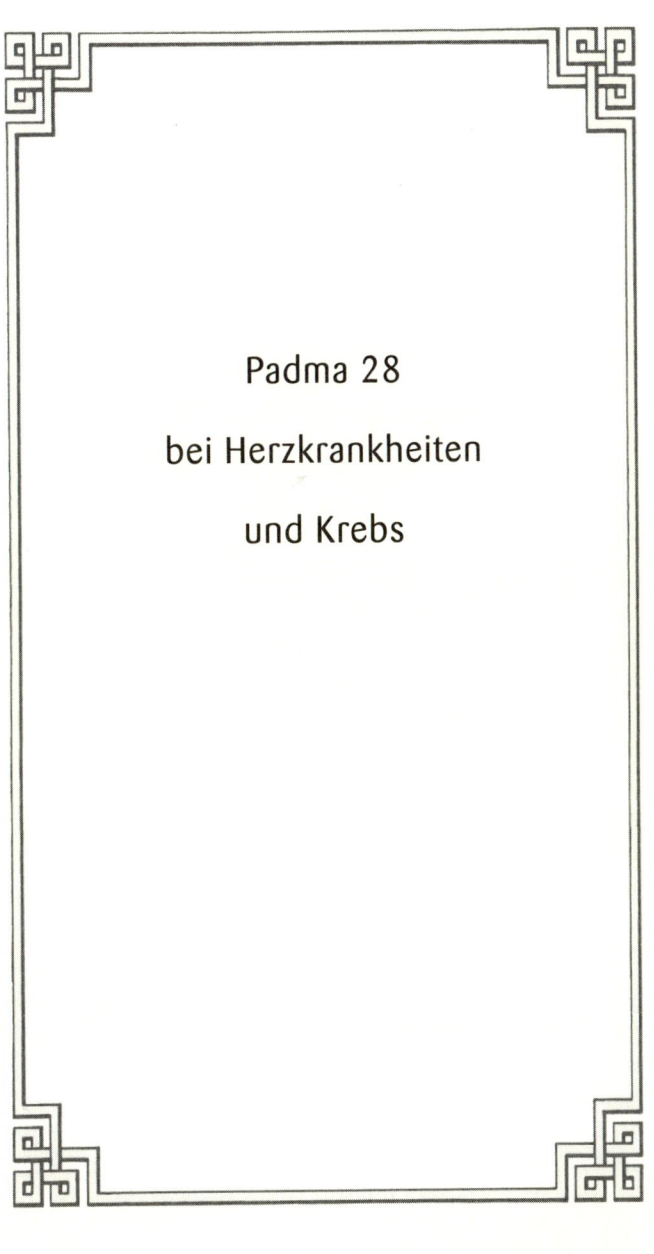

Padma 28

bei Herzkrankheiten

und Krebs

Immer noch steht der Herztod als Folge der schon besprochenen Arteriosklerose in der westlichen Welt an erster Stelle der Todesfallstatistik. Angina pectoris, Myocardinfarkt und Sekundenherztod sind Beispiele dafür. Die aktuellen Forschungen über Padma 28 betreffend entzündliche Erkrankungen haben auch hier zu neuen Erkenntnissen geführt. Der vermehrte Einsatz von pflanzlichen Vielstoffgemischen in der Kardiologie (Herzmedizin) scheint sinnvoll und wird ausführlich diskutiert.

Padma 28 in der Kardiologie

In der Behandlung von Herzinfarkten und anderen Folgen gestörter arterieller Durchblutung (Gehirnschlag, Herzmuskelschäden etc.) sind heute zunehmend neue Therapiekonzepte gefragt. Vor allem gehört dazu die Anwendung von Medikamenten, welche eine regulative Wirkung auf den ganzen Organismus ausüben und damit auch den entzündlichen Erscheinungen entgegenwirken, die bei koronaren Erkrankungen praktisch immer vorliegen. Eine Behandlung mit pflanzlichen Vielstoffgemischen aus der tibetischen Medizin ist hier in der Lage, die natürliche Selbstregulation des Körpers wiederherzustellen. Diese lässt ja in der modernen Industriegesellschaft durch die ungesunde, hektische Lebensweise immer mehr zu wünschen übrig.

Am Beispiel der Entwicklung einer koronaren Atheromatose (arteriosklerotische Veränderung der Herzkranzarterien) zeigt sich, warum die meisten üblichen Herzmedikamente zwar anfangs eine Verbesserung bringen, aber den Vorgang der „Verkalkung" nicht in dem Maße beeinflussen können, wie das durch ein pflanzliches Präparat, etwa das Vielstoffgemisch Padma 28, möglich ist.

Schäden am Herzen entstehen meist durch eine Thrombose (Verstopfung) der arteriellen Gefäße, wobei die Herzkranzarterien wegen des geringen Durchmessers besonders gefährdet sind.

Eine solche akute Thrombose ist meist auf entzündliche Prozesse zurückzuführen, was am Anstieg von Fibrinogen, Homocystein, Zytokinen und anderen „Entzündungsmarkern" im Körper sichtbar wird. Schäden (Läsionen) der Arterienwände vermehren noch die Gefahr einer Blutgerinnselbildung, wobei auch Immunreaktionen angestoßen werden. Die Einlagerungen (Plaques) in den Gefäßwänden zeigen u a. eine Anhäufung von Makrophagen und T-Lymphozyten (siehe dazu im Kapitel: „Padma 28 – Motor des Immunsystems"). Es scheint daher sinnvoll, Entzündungsmarker wie das Zytokin in seiner Wirkung zu hemmen. Damit wird der zugrunde liegenden entzündlichen Reaktion der Boden entzogen, wodurch es auch zu einer Unterbrechung des schädlichen Prozesses der „Verkalkung" kommt.

Padma 28 reguliert und heilt

Pflanzliche Vielstoffgemische sind somit eine höchst sinnvolle Antwort auf die Probleme des modernen Zivilisationsmenschen mit seinem Herzen. Klinische doppelblinde Langzeitstudien haben mittlerweile gezeigt, dass der Heilungsverlauf bei Herzmuskelentzündungen, Infarkten und akuten Durchblutungsstörungen des Herzmuskels durch Padma 28 signifikant verbessert wurde. Auch wurde generell eine Verminderung der Schmerzen beobachtet. Die Wirkung geht dabei nicht nur von einer Stabilisierung des Immunsystems aus, sondern betrifft auch die antioxidativen, gerinnungshemmenden Eigenschaften der enthaltenen Pflanzen. Das Fortschreiten der Arteriosklerose in den Gefäßen wird so unterbunden. Freie Radikale und Substanzen, welche in die Gefäßwände eindringen und sie schädigen (Lysine), werden gehemmt.

Vorbeugend schützt Padma 28 vor „oxidativem Stress" und es cheliert (bindet) Schwermetallionen wie Eisen und Kupfer, die diesen oxidativen Stress verstärken.

Diese u a. von Dr. med. Michal R. Zebrowski, Kardiologe an der polnischen Universität Lodz, durchgeführten Studien (siehe im Anhang) haben somit gute Gründe für die Verordnung von Padma 28 bei Durchblutungsstörungen und entzündlichen Prozessen des Herzens in der modernen Kardiologie ergeben. Dr. Zebrowski ist der Ansicht, dass solchen regulierenden Heilmitteln in Zukunft eine immer größere Bedeutung zukommen wird. War früher ein baldiger Herztod bei schweren kardialen Problemen unausweichlich, so werden künftig die Überlebenschancen betroffener Patienten durch neue pflanzliche Therapien mit Sicherheit weiter steigen.

Krebs – Aufruhr im Zellstaat

Der Tiroler Biochemiker Prof. Dr. Florian Überall vom Institut für Medizinische Chemie und Biochemie der Universität Innsbruck formulierte es richtig: „Die geheimnisvolle Wunderdroge, die gegen alle Krankheiten hilft, gibt es weder in der tibetischen noch in einer anderen Ethnomedizin." *(Zitat aus: „Gesund & Leben", Gesundheitsspezial v. „Echo", Tirol, S. 43)*

Mit dieser Stellungnahme ist auch zum folgenden Thema das Wichtigste gesagt: Padma 28 ist natürlich kein „Heilmittel" für Krebs, doch es kann – wie aktuelle Forschungen zeigen – einiges bewirken.

Krebs ist die Bezeichnung für eine bösartige Neubildung von Zellen. Das lateinische Wort „cancer" stammt daher, dass die Ärzte der Antike glaubten, jede Krebsgeschwulst bilde Adernetze in Form von Krebsfüßen aus. Lange bevor im 19. Jh. zwei deutsche Wissenschafter fast gleichzeitig die Zelle entdeckten, waren krebsige Wucherungen nichts Unbekanntes. Von Krebs wurde die Menschheit immer schon heimgesucht und er kommt in jedem Winkel der Erde vor. Trotz aller Faktoren, von denen wir heute wissen, dass sie das Risiko der Krebsentstehung erhöhen, hat diese Krankheit höchst vielfältige, zum Teil noch immer unbekannte

Ursachen. Eines aber weiß man inzwischen mit Sicherheit: Krebs hat etwas mit Zellalterung zu tun.

Früher, als die durchschnittliche Lebenserwartung sehr niedrig war, haben die meisten Menschen in unseren Breiten ihren Krebs schlicht nicht mehr erlebt. Krebs ist zum Großteil eine Folge des (biologischen) Alterns unserer Zellen. Insofern kann auch der Zellzustand sehr junger Menschen durch eine Häufung von Risikofaktoren bereits in die Kategorie „alt" fallen. Welche schicksalhafte Rolle dabei die freien Radikale spielen, wurde schon erläutert. Damit sind wir einmal mehr beim Immunsystem angelangt, denn letztlich wird jeder Kampf um Leben und Tod von unserer Körperabwehr entschieden.

Krebszellen sind schlau

Der erste Mediziner, welcher nachdrücklich auf einen Zusammenhang zwischen Krebsheilung und Immunsystem hinwies, war der amerikanische Chirurg Dr. William B. Coley. Zu seinem Erstaunen konnte er bei einem Tumorpatienten, nachdem dieser eine schwere bakterielle Infektion überstanden hatte, auch keine Krebsgeschwulst mehr feststellen. Offenbar wurde durch die Erkrankung des Mannes dessen Abwehrsystem aktiviert und in die Lage versetzt, auch den Krebs zu erkennen und besiegen. Coley versuchte in der Folge, einen Impfstoff für Krebspatienten herzustellen, doch die Sache schlug fehl.[23]

Was aber macht es unserem Immunsystem so schwer, entartete Zellen zu erkennen? Wie entsteht und entwickelt sich Krebs überhaupt? Betrachten wir dazu kurz das normale Zellwachstum: Milliarden Körperzellen sterben täglich ab und müssen durch Teilung ersetzt werden. Es entstehen jeweils zwei neue identische Zellen. Bestimmte Eiweißstoffe (Proteine) sorgen als eine Art Sicherheitsschalter für korrekten Informationsfluss. Geht etwas schief, erhält die betreffende Zelle den Befehl zur Selbstzerstörung. Manchmal jedoch (und in fortgeschrittenem Alter immer öfter) gelingt es einigen Zellen, durch dieses Sicherheitsnetz zu schlüpfen. Sie beginnen sich unkontrolliert zu teilen und gelten dann in der Fachsprache als kanzerös (krebsverdächtig).

Tarnen und Täuschen

Wie jeder Eindringling von außen tragen auch Krebszellen an ihrer Hülle ein Antigen, das sie für die Killerzellen unseres Immunsystems als Fremdkörper kenntlich macht. Eine intakte Abwehr bleibt hier fast immer Sieger und macht den „Verbrecher im Zellstaat" unschädlich. Das Fatale an Tumorzellen ist jedoch: Manche von ihnen verstehen es, diese verräterischen „Marker" abzustreifen und kommen so ungeschoren davon. B- und T-Lymphozyten können sie nicht mehr als feindlich erkennen. Außerdem ist die Krebszelle fähig, ihre Außenwand mit einer dicken Fibrinschicht zu überziehen, welche das markierende Antigen abdeckt. Jede Zelle weist diese Fibrinhülle auf, doch bei Krebsgeweben ist sie bis zu 15-mal stärker ausgebildet. Außerdem dient Fibrin als eine Art Klebstoff zur Zusammenballung von Zellen, was dem Tumor erlaubt, immer weiter zu wachsen. Krebszellen sind an Schlauheit und Tücke kaum zu überbieten.

Ab einer bestimmten Größe findet die Krebsgeschwulst auch eine Möglichkeit, den umliegenden Blutgefäßen zu signalisieren, sie zu ernähren. Dieser Vorgang heißt **Angiogenese**, und es entstehen auf diese Weise neue Blutkapillaren, die dem Tumor Nährstoffe zuführen und den Weg für eine Ausstreuung neuer Krebszellen (Metastasierung) in den ganzen Körper ebnen. Kaum ein Patient stirbt ja an seinem Ersttumor, sondern vielmehr an den Tochtergeschwülsten (Metastasen), welche lebenswichtige Organe befallen und zerstören. Wie tibetische Vielstoffgemische hier helfend eingreifen können, werden Sie weiter unten noch hören.

Krebs als Systemerkrankung

Die Krebsforschung (Onkologie) arbeitet weltweit mit aller Kraft an der Entwicklung neuer Heilmittel und besserer Diagnosemöglichkeiten. Oft hört man, es wären dazu mehr Fakten nötig. Wahr ist jedoch: Wir haben Fakten im Überfluss, können sie aber offenbar nicht effektiv genug umsetzen. Krebs, soviel scheint klar, ist kein örtliches Geschehen, sondern hat den Charakter einer chronischen Allgemeinerkrankung.

Eine Operation beseitigt zwar den Primärtumor, doch man weiß nicht, wann und wo das System neuerlich entarten und weitere Krebszellen produzieren wird. Die Medizin versucht, ihrer Ausbreitung durch Hormone, Strahlen- und Chemotherapie beizukommen. Dabei handelt es sich um Methoden, die – obwohl inzwischen sehr verbessert – zumeist mit starken Nebenwirkungen verbunden sind und oft nur ungenügend helfen. Bekannt ist auch: Jede Krebserkrankung verläuft in Schüben. Metastasen tauchen nicht selten kurz nach chirurgischen Eingriffen auf. Ein Grund dafür ist sicher die nachhaltige Belastung und Schwächung des Immunsystems, weshalb jeder Krebspatient bestrebt sein sollte, dieses neu aufzubauen und zu stärken. Dazu gehört einerseits die Vermeidung bekannter Risikofaktoren (Rauchen, Alkohol, Umweltgifte, extreme Sonnenbestrahlung usw.), zum anderen die Beachtung einer naturgemäßen Lebens- und Ernährungsweise, wie dies schon im Kapitel über Arteriosklerose besprochen wurde. Das Immunsystem kann durch regulierende Impulse, zum Beispiel durch eine tibetische Vielstoffarznei wie **Padma 28**, in seiner Funktion wirksam unterstützt und gefördert werden.

Vorsorge und Behandlung

Unsere modernen Vorsorgeprogramme (die Sie auf jeden Fall nutzen sollten) vermögen kaum darüber hinweg zu täuschen: Die sogenannte Krebs-Früherkennung ist eigentlich eine Späterkennung. Ein sichtbarer Krebstumor von Erbsengröße verfügt bereits über rund 200 (!) Millionen Zellen und hat sich im Durchschnitt über einen Zeitraum von acht bis zehn Jahren völlig symptomlos entwickelt. Das veranschaulicht einmal mehr, wie wichtig es ist, in gesunden Tagen vorzubeugen.

Die Leber als Gesundheitswächter

Auch wenn Studenten an Universitäten nur wenig darüber hören und die meisten Ärzte es deshalb vernachlässigen: Die Leber ist für unsere Gesundheit das wichtigste Organ überhaupt. Dies ist einfach zu begreifen, wenn man sich einmal ihr Aufgabengebiet vor Augen führt.

Als **zentrales Entgiftungsorgan** hat diese rund 1,5 Kilogramm schwere Drüse eine Schlüsselstellung im Organismus inne. Die Leber ist eine perfekte chemische Fabrik. Sie reinigt unser Blut von Schadstoffen, produziert Gallensaft für die Verdauung, regelt den Zucker- und Fettstoffwechsel sowie unseren Wärmehaushalt. Ferner sorgt sie für die Bildung roter Blutkörperchen, welche unsere Zellen mit Sauerstoff versorgen. (Sauerstoffnot der Zelle gilt als Krebsauslöser.) Bei alldem ist dieses Organ ein unglaublich geduldiger Zeitgenosse. Nicht einmal auf Krankheit reagiert die Leber mit Schmerzen und kann sich selbst bei schwerer Schädigung noch vollständig erholen. Das verleitet uns dazu, ihre Bedeutung zu unterschätzen.

Praktisch jeder Krebspatient weist eine gestörte Leberfunktion auf, oft sind auch die Bauchspeicheldrüse und der Darm in beklagenswertem Zustand. Wer regelmäßig Alkohol trinkt, süß, fett und reichlich isst, sich wenig bewegt und dazu noch Medikamente schluckt, bereitet seiner Leber die größtmöglichen Sorgen. Wie ein hoffnungslos überlasteter Arbeiter versucht sie tapfer durchzuhalten. Ihre Hilferufe, wie Mattigkeit und allgemeines Unwohlsein, bleiben ungehört. Seelische Krisen (Depressionen, Burn-out) können sich einstellen und unser ganzer Körper gerät in Not. Auf diesem Nährboden gedeihen Systemerkrankungen wie Krebs besonders gerne.

Eine naturwidrige Lebensweise belastet immer primär die Leber und sie kann ihre Aufgabe als Wächter des biologischen

Gleichgewichts nicht mehr ausreichend erfüllen. Wir sind deshalb gut beraten, unser „stummes" Organ nicht einfach zu überhören, denn Leberpflege ist Gesundheitspflege schlechthin.

Auch **Padma 28** agiert in gewisser Weise Leber schützend, was Krebspatienten indirekt zugutekommt (siehe dazu das Kapitel „Weitere Anwendungsmöglichkeiten von Padma 28"). Zu empfehlen ist Krebspatienten auch eine Kur mit dem neuen „Padma-Leber-Regulans" (siehe im Kapitel „Neue Heilmittel aus der tibetischen Medizintradition").

Der Krebs der Seele

Jemand sagte einmal: „Krebs ist das Lachen, das nie gelacht, und das Weinen, das nie geweint wurde."

Kann eine bedrängte Seele Krebs auslösen?

Obgleich westliche Onkologen die Vorstellung einer „Krebspersönlichkeit" recht empört von sich weisen, können Praktiker unschwer beobachten, dass etwa depressive Frauen weitaus häufiger als andere an Brustkrebs erkranken. Viele Krebspatienten ohne nennenswerte Risikofaktoren zeigen einen Hang zur Verdrängung tiefer Gefühle und seelischer Verletzungen. Dennoch wird die äußere Heile-Welt-Fassade um jeden Preis aufrechterhalten. Dazu kommen oft mangelndes Selbstvertrauen oder das Fehlen tragfähiger sozialer Beziehungen. Es scheint, als setze der Körper hier mit „seinem" Krebs ein Zeichen, einen Hilferuf. Tumoren bilden sich manchmal spontan zurück, sobald ein Patient mehr Liebe und echte Zuwendung erfährt. Wie dem auch sei: Vernünftige „Seelenhygiene" ist eine Voraussetzung zur Vermeidung vieler Krankheiten, zu denen sicher auch Krebs gehört.

Es mag verwunderlich klingen, doch ein „starkes" Immunsystem erstattet unserer Seele regelmäßig Meldung über sein Wohlbefinden und umgekehrt ist es genauso. Wir sind ein Ganzes, alles ist mit allem verbunden. Nicht anders sieht es die Tibetische Medizin. Ihre durchdachten pflanzlichen Arzneikompositionen beeinflussen Körper und Seele gleichermaßen wohltuend.

Kampf an mehreren Fronten

Soviel wir auch über Krebsvorbeugung und -entstehung herausgefunden haben: Zwischen Wissen und Tun existiert in der Praxis meist eine große Kluft. In die „Beseitigung" von Krebs wird naturgemäß bedeutend mehr investiert als in effektive Präventionsmodelle.

Derzeit werden im therapeutischen Bereich viele verschiedene Wege erprobt. So versucht man, auf Krebstumoren mit gentechnischen Methoden einzuwirken, etwa jene Gene zu finden und zu blockieren, die das Wachstum steuern. Oder es werden lichtaktive Substanzen in den Tumor eingeschleust, um diesen in Verbindung mit Laserstrahlen „erhitzen" und verschmoren zu können. Am meisten verspricht man sich von der Möglichkeit, die Blutversorgung von krebsigem Gewebe zu unterbinden, indem man ihm die Unterstützung der Nachbarzellen entzieht. Dies soll durch Medikamente geschehen, die bestimmte Zellsignale ausschalten und den Krebs quasi „verhungern" lassen. Bei aller Begeisterung darf jedoch nicht übersehen werden, dass die genannten Methoden immer nur isoliert auf den Krebs einwirken können. Der Gesamtzustand des Organismus wird dabei meist nicht berücksichtigt. Ob das klug ist, sei dahingestellt.

Wer sich beispielsweise mit den Möglichkeiten der Pflanzenheilkunde – speziell einigen exotischen Gewächsen – auseinandersetzt, der muss zur Kenntnis nehmen, dass hier ein Potenzial von ungeahnter Größe schlummert.

Naturheilmittel als Chance

Gerade in den Industrieländern wird immer offensichtlicher, dass nicht nur der Alterungsprozess, sondern auch unsere Ernährung an der Krebsentstehung wesentlich beteiligt ist. Japanische Einwanderer in den USA lieferten dafür ein markantes Beispiel. Ihre Brust- und Darmkrebsrate stieg sprunghaft an, sobald sie den üblichen Fastfood-Lebensstil übernommen hatten. Andererseits weist die religiöse Gruppierung der Mormonen, die um Salt Lake City beheimatet sind, eine im amerikanischen Vergleich verschwindend geringe Krebsrate auf. Ihr Geheimnis: Sie lehnen viele zivilisatorische Segnungen ab und ernähren sich so natürlich wie möglich – ohne Genussmittel, mit nur wenig Fleisch und Fett. Sie fasten regelmäßig und trainieren ihren Körper.[24]

Heilfaktor Nahrung

Welche Fülle natürlicher, gesundheitswirksamer Substanzen unsere pflanzliche Nahrung bereithält, konnten Sie bereits der Tabelle im Unterkapitel „Die Kraft der Pflanzeninhaltsstoffe" (siehe Seite 46/47) entnehmen. Viele sekundäre Phytochemikalien wirken krebsvorbeugend und immunstimulierend. Erinnern wir uns auch an die **Biophotonen**, welche mit Lichtgeschwindigkeit Informationen von Zelle zu Zelle befördern. Biophysiker haben entdeckt, dass der Lichtgehalt und das Farbspektrum unserer Nahrung für die Gesundheit ebenso wichtig sind wie Vitamine und andere Biostoffe. Diese ordnende Lichtstrahlung ist in frischer pflanzlicher Nahrung am größten, bei industriell verarbeiteten Nahrungsmitteln dagegen sehr gering. Wer mehr „Licht" isst, trägt dazu bei, die Zellordnung zu fördern und dem Krebs laufend Paroli zu bieten. Worauf Krebspatienten verzichten sollten, sind Fertigprodukte, weißer Zucker und Auszugsmehle. Derartige Nahrung kann den **„Lichthunger"** der Zellen nicht stillen und behindert zudem die gesunde Darmtätigkeit. Für die beliebte, weil bequeme Mikrowellenkost gilt wohl Ähnliches.

Damit erübrigt sich auch die Frage nach einer „Krebsdiät". Es gibt keine solche, entscheidend ist der Konsum von genügend hochwertiger Pflanzenkost.

Padma 28 hilft Metastasen verhindern

Erste Studien zur Wirkungsweise von Padma 28 bei Krebserkrankungen fanden am Hadassah-Universitätsspital in der Nähe von Jerusalem statt. Getestet wurde der Einfluss dieser tibetischen Kräuterformel bei Brustkrebs mit Gefahr einer Metastasenbildung. Der Onkologe Prof. Dr. Israel Vlodavsky konnte herausfinden, auf welche Weise Padma 28 dazu beiträgt, die Bildung von Tochtergeschwülsten durch ausgestreute Krebszellen zu unterbinden.

Wie bereits erwähnt, stellt ein isolierter Krebstumor noch keine tödliche Bedrohung dar, weil er operativ entfernt oder sogar mit natürlichen Mitteln in Schach gehalten werden kann. Das Gefährliche sind mit dem Blutstrom abgeschwemmte Tochterzellen. Werden diese nämlich nicht vom Immunsystem erkannt und zerstört, heften sie sich an die Innenwand der Blutgefäße und versuchen, sie zu durchbohren, um in andere Organe zu gelangen. Dafür erzeugen die Tumorzellen eigene Enzyme. Padma 28 hemmt offenbar die Bildung dieses speziellen Enzyms und hindert so die Tumorzellen daran, größere Teile aus den Wänden der Gefäße herauszubrechen und zu zerlegen. Die Krebszellen sind dann gezwungen, im Blutstrom zu verbleiben, wo sie von der Körperabwehr aufgespürt und vernichtet werden. Da Padma 28 gleichzeitig das Immunsystem umfassend stärkt, bieten sich hier effektive Chancen, der Ausbreitung von Krebs sinnvoll entgegenzuwirken.[25]

Makrophagen – die Abfallpolizei

Als Krebsbekämpfer an vorderster Front agieren B- und T-Lymphozyten. Sie greifen den Krebstumor direkt an. Die Aufgabe der Fresszellen (Makrophagen und Granulozyten) besteht dagegen in der „Abfallbeseitigung". Sie fressen quasi alles auf, was ihnen verdächtig und körperfremd erscheint. Experimente brachten zutage, dass Makrophagen vornehmlich für die Vernichtung kanzeröser Tochterzellen zuständig sind. Werden viele Fresszellen im Blut gefunden, treten auch seltener Metastasen auf. Durch die enthaltenen Antioxidantien wirkt Padma 28 nicht nur selbst als Radikalfänger, sondern fördert gleichzeitig den Abbau oxidativ geschädigter Moleküle. Padma 28 verstärkt nachweislich die Biostrahlung der Fresszellen und stößt zahlreiche chemische Prozesse an, die deren Arbeit erleichtern.

Die Vorteile einer Einnahme von Padma 28 für schulmedizinisch therapierte Krebspatienten sowie Menschen mit hohem Erkrankungsrisiko liegen nach obigen Ausführungen auf der Hand. Demnächst werden in den USA (Universität Kalifornien) weitere Studien mit Brustkrebspatientinnen stattfinden. Außerdem soll untersucht werden, inwieweit Padma 28 das Wachstum von Primärtumoren beeinflussen könnte. Da die Entwicklung einer Krebsgeschwulst ganz ähnlich wie der Aufbau glatter Muskelzellen bei der Arteriosklerose vor sich geht, wäre es nämlich durchaus denkbar, dass Padma 28 auch hemmend auf die Wucherung primärer Krebszellen einwirkt.

Neue Wege

Die konventionelle Krebsforschung beginnt heute von Monokonzepten abzugehen. Statt dessen werden Kombinationstherapien empfohlen, deren Zusammenstellung sich an den Bedürfnissen der einzelnen Patienten orientiert. Jeder Krebsfall ist anders und behandelt wird nicht nur ein Tumor, sondern ein kranker Mensch. Der deutsche Onkologe **Dr. Karl-Heinz Braun-von Gladiß** bezeichnete bei einem Vortrag im Juni 2010 vor der Wiener Internationalen Akademie für Ganzheitsmedizin (GAMED – www.gamed.co.at) Krebs als „deterministisches Chaos" von wechselwirkenden Komponenten und plädierte für eine jeweils angemessene Einzelfalltherapie. So sei etwa kein „Mama-Carcinom-Fall" (Brustkrebs) wie der andere. Die Wirkung einer Behandlung ist oft weniger von der Methode, als von individuellen Merkmalen der Patienten abhängig. Eine nützliche Therapie müsse daher immer alles kombinieren, was Sinn macht und Erfolg verspricht. Interessant auch die genannten Therapieziele: Verbesserung der Lebensqualität und eine Reifung der Persönlichkeit!

Ein Case Report zu Padma 28 bei manifestem Mamakarzinom

Der Schweizer Arzt und Klinikleiter **Dr. Simon Feldhaus** (Baar) berichtet in einer Fallstudie zum Thema Brustkrebs über die erfolgreiche Anwendung von Padma 28 im Rahmen einer Kombinationstherapie. Offenbar spielen auch bei Brusttumoren – wie vermutlich bei allen Krebsarten – chronische Entzündungsherde eine Schlüsselrolle. Daher konnte eine 41-jährige, zuvor bereits schulmedizinisch therapierte Patientin durch die Gabe von Padma 28 (3-mal täglich 2, später 2-mal 2 Tabletten/Kapseln täglich) zusätzlich profitieren. Es kam innerhalb von 6 Monaten zu einer massiven Besserung des zuvor stark beeinträchtigten Allgemeinbefindens (Erschöpfungs- und Schmerzsymptomatik). Der Tumor setzte keine Metastasen. Die Verträglichkeit von Padma 28 war sehr gut.

Es werden sicher noch viele Praxisbeispiele folgen, die den Wert der tibetischen Rezeptur im Rahmen einer ganzheitlichen Krebsbekämpfung aufzeigen (siehe dazu im Anhang: Studien und Analysen).

Tibetische Arzneien –

Helfer auch für die Seele?

Es gibt eine Situation, die bestimmt auch Sie gut kennen: Wenn wir einen schweren Verlust ertragen müssen, wenn Kummer, Sorgen oder Ärger uns niederdrücken, dann leidet auch die körperliche Gesundheit.

Plötzlich sind wir nicht mehr so widerstandsfähig gegen Erkältungen, wir werden von Rückenschmerzen gepeinigt, haben Kopfweh oder fühlen uns ständig müde.

Das wirft die Frage auf: Wird unser Immunsystem durch Traurigkeit und andere psychische Belastungen (Disstress) geschwächt, eventuell sogar „fehlprogrammiert"? Und können sich demgegenüber Zufriedenheit, Ausgeglichenheit und freudige Gefühle (Eustress) positiv auf unsere Abwehrkräfte auswirken?

Neue Forschungen

Vor gut 20 Jahren erwachte, ausgehend von den USA, das wissenschaftliche Interesse an den komplexen Zusammenhängen zwischen Psyche, Hormonhaushalt, Immun- und Nervensystem. Ein neues Forschungsgebiet – **die Psycho-Neuro-Immunologie (PNI)** – war aus der Taufe gehoben. Es zeigte Perspektiven auf, welche die Ausrichtung der modernen Medizin in Zukunft entscheidend verändern könnten. Vor allem die AIDS-Problematik machte klar, welch überragende Bedeutung der Pflege unseres Immunsystems zukommt.

An der Universität von Miami, USA, verglich Dr. Michael Antoni die Stoffwechselreaktionen gesunder und als HIV-positiv eingestufter Versuchsteilnehmer. Das Ergebnis: Deren Abwehrsystem reagiert anders auf Stress, als das gesunder Menschen. Doch die Forscher hatten nicht nur Antikörper und Immunreaktionen im Auge, sondern man wollte auch die Rolle der Seele genauer beleuchten. Sie musste zweifellos mehr als nur Zuschauer im aufregenden Spiel des Lebens sein.

Dr. Antoni konnte in seinen Versuchen feststellen, dass Männer, welche nach der AIDS-Diagnose in Depressionen verfielen, wesentlich schneller T-Helferzellen verloren als Betroffene, die zuversichtlich und aktiv auf ihr Schicksal reagierten. Eine hohe Anzahl von T-Helferzellen kann offensichtlich das Auftreten des Krankheitsbildes „AIDS" (wie es derzeit verstanden wird) verhindern. Durch welche Art von Therapie dies geschieht, scheint gleichgültig.[26]

Die verblüffendste Erkenntnis aller immunologischen Studien war jedoch, dass unser Abwehrsystem nicht, wie lange angenommen, „autonom", also unabhängig arbeitet. Vielmehr sind seine Aktivitäten eng mit allen übrigen biochemischen Vorgängen im Körper verknüpft. Dr. Robert Ader von der Universität Rochester in New York erbrachte in Laborversuchen den Beweis, dass unser Immunsystem durch Gehirnaktivitäten beeinflusst wird. Allerdings ist diese Erkenntnis gut 2000 Jahre alt. Schon der griechische Arzt Heraklit hatte behauptet, dass Gefühle unsere Gesundheit steuern.[27]

Botenstoffe und Peptide

Die Entdeckung der **Neurotransmitter**, das sind jene Substanzen, welche als Informationsträger zwischen Gehirn- und Nervenzellen fungieren, hat den Gedanken an die heilende oder zerstörerische Kraft von Emotionen hoffähig gemacht. Man weiß jetzt sicher, dass das „biochemische Alphabet" der Neurotransmitter von allen (!) Körperzellen verstanden wird. Sowohl Thymusdrüse als auch Knochenmark und Lymphgewebe sind mit feinen Nervenfasern durchsetzt, deren „Antennen" auf jede Gehirnaktivität antworten.

Ein Verfechter dieser Theorie, Dr. David Felten aus Rochester, lieferte erste Mikroskopaufnahmen dieses biologischen Wunders[28] und zog damit prompt das Gespött der Fachwelt auf sich. Wie konnte es möglich sein, dass Nerven sich mit mobilen Zellen „unterhielten"? Doch genau das ist der Fall.

Unsere Immunzellen weisen also, genau wie jede einzelne Nervenzelle, entsprechende „Empfänger" (Rezeptoren) für chemische

Botenstoffe auf. Dadurch können sie mit jedem Körperteil, insbesondere aber mit unserem Gehirn kommunizieren. Alle Botenstoffe, gleich welcher Herkunft, haben dieselbe chemische Struktur. Es handelt sich um **Peptide** (von griech. „eupeptos" = verdaulich). Peptide bestehen aus kurzkettigen Aminosäuren und werden nicht nur im Gehirn und anderen Organen, sondern auch vom Nerven-, Hormon- oder Immunsystem hergestellt und als Informationsquelle benutzt. Man kann in diesen Neuropeptiden die biochemische Entsprechung unserer Gefühle sehen. Sie scheinen die Brücke – sozusagen das „missing link" – zwischen Körper und Seele zu sein.

Wenn nun tibetische Ärzte behaupten, ihre Behandlungsverfahren und Arzneien kämen dem Menschen immer in seiner körperlich-geistigen Einheit zugute, so vermitteln sie damit nur jahrtausendealte Einsichten, die wir jetzt endlich auch wissenschaftlich belegen können.

Der Dialog des Lebens

Damit unser Immunsystem den Weg der Mitte zwischen zu wenig und zu viel Stimulation findet, braucht es zahlreiche Informationen, die wir ihm nicht nur von außen, über Ernährung und Umweltreize, sondern eben auch durch unsere jeweiligen Empfindungen zukommen lassen.

Unsere Abwehrzellen antworten prompt über eigene „**Immunotransmitter**" und teilen umgekehrt dem Gehirn ihre Befindlichkeit mit. Dieser zelluläre Dialog kann sich krankmachend oder heilend auswirken, und wir haben es zu einem Großteil selbst in der Hand, welche inhaltlichen Botschaften hier ausgetauscht werden. Der Ausdruck „positives Denken" verkommt heute immer mehr zur mechanistischen Phrase. Gemeint sind damit aber keine bestimmten Techniken, sondern es reicht, dass wir uns wohlfühlen und geborgen wissen – dass wir einfach den Mut nicht sinken lassen. Dann reagiert auch unser Immunsystem mit „Schnurren".

Wenn die Seele mit dem Körper spricht

Bereits vor Jahrzehnten fand in den USA ein interessanter Versuch statt. Man hatte Verhalten und Lebenslauf einer Reihe ausgebildeter Ärzte überprüft. Es zeigte sich, dass Versuchspersonen, die zu Depressionen und Sorgen neigten, viel öfter und schwerer erkrankten als solche mit ausgeglichener „Seelenbilanz".

Auch Dr. Kathleen Dillon vom Western New England College in Massachusetts untersuchte die Wirkung von Gefühlen auf das Immunsystem. In ihrer Studie zeigte sie Studenten je einen lustigen und einen traurigen Film. Danach wurden im Speichel der Testpersonen die IgA-Werte bestimmt. (Hohe IgA-Werte bedeuten eine größere Widerstandskraft gegen Infektionen.) Die Ergebnisse sprachen für sich. Das herzhafte Lachen der jungen Leute über den lustigen Film hatte ihre IgA-Werte sprunghaft ansteigen lassen, während der traurige Film das Gegenteil bewirkte. Außerdem zeigte sich, dass die hohen IgA-Werte bei jenen Studenten am längsten erhalten blieben, die auch sonst viel gesunden Humor besaßen.[29]

Aus zahlreichen weiteren Studien geht Ähnliches hervor: Gefühle der Trauer und Verzweiflung aktivieren bestimmte Gehirnabschnitte und zugleich auch die Nebennieren. Es werden vermehrt stresserzeugende Hormone ausgeschüttet. Diese halten das Immunsystem in ständiger Alarmbereitschaft, bis es schließlich erlahmt. Gefühle wie Hass, Wut oder Ärger lösen analoge körperliche Reaktionen aus. Freude, Zuversicht und Liebe dagegen bewirken physische Entspannung.

Doch auch der „körperliche Ansatz" funktioniert. Naturheilkundliche Therapien, Entspannungsgymnastik und gesunde Ernährung können nicht nur den Immunstatus, sondern auch das seelische Befinden eines Menschen kontinuierlich verbessern. Der langen Rede kurzer Sinn: Es ist möglich, eine gesundheitliche Störung, die ja immer den ganzen Patienten betrifft, über verschiedene Ebenen therapeutisch anzugehen und ihren Folgen vorzubeugen. Die Pflege des Immunsystems ist hier genauso wichtig wie eine (Wieder)herstellung des seelischen Gleichgewichts. Psyche und Soma – Seele und Körper – beeinflussen sich gegenseitig.

Padma 28 – auch etwas fürs Gemüt?

Was somit in der einen Richtung klappt, müsste auch anders herum funktionieren. Wenn Immunzellen die Botschaft unserer Gefühle verstehen können, warum sollte es nicht möglich sein, das seelische Befinden zu verbessern, indem wir unser Abwehrsystem mit stärkenden Impulsen durch ein pflanzliches Vielstoffgemisch versorgen?

In der 2002 ausgewerteten Praxisstudie mit 15 Schweizer Ärzten und 147 Patienten (siehe ab Seite 80) ließen die erfassten Befunde auch eine positive Wirkung von Padma 28 auf die psychische Befindlichkeit der untersuchten Patienten vermuten.

Einmal ist davon auszugehen, dass es Patienten mit stärkeren Durchblutungsstörungen bei Nachlassen ihrer Beschwerden auch seelisch besser geht. Zum anderen gaben Teilnehmer der Studie jedoch ausdrücklich an, dass sich vorhandene Schlafstörungen, Angst und depressive Episoden unter Padma 28 langsam von stark nach schwach veränderten bzw. ganz aufhörten.

Das beobachtete Nachlassen von **Tinnitus** (Ohrgeräuschen) könnte, abgesehen von durchblutungsfördernden Effekten, auch eine Folge der umfassenden Beruhigung des ganzen Organismus sein. Der überaus belastende „Lärmstress im Ohr" steht ja nicht selten in Zusammenhang mit seelisch-geistigem „Überdruck". Padma 28 hilft, diesen abzubauen. Interessant ist ferner, dass die chinesische Medizin den Akupunkturpunkt „Mingmen", mit dem Padma 28 offenbar zusammenwirkt, auch zur Linderung von Ohrensausen einsetzt (siehe auch Seite 44).

Besteht ein Zusammenhang zwischen Depressionen und chronischer Entzündung?

Zahlreiche Studien haben gezeigt, dass entzündliche Prozesse im Körper immer auch eine psychische Unpässlichkeit bis hin zu echten Depressionen mit sich bringen.

Ob nun die Heilung chronischer Entzündungen im Körper auch das seelische Befinden bzw. den Rückgang depressiver Verstimmungen bewirkt, wurde von Prof. Dr. Überall und Prof. Dr. Fuchs vom Institut für Medizinische Chemie und Biochemie an der Universität Innsbruck im Rahmen einer Laborstudie (siehe dazu im Anhang) am Modell biologischer Zellkulturen „in vitro" genauer untersucht.

Depressionen werden von der modernen Medizin u. a. mit einem Mangel des Neurotransmitters (Gehirn-Botenstoffes) und „Glückshormons" Serotonin, sowie einem Mangel an der essenziellen (lebensnotwendigen) Aminosäure Tryptophan in Verbindung gebracht. Bei chronischen Entzündungen wird vom Körper vermehrt Tryptophan abgebaut und es kommt gleichzeitig zu erhöhten Werten an Neopterin, einem Bestandteil der körpereigenen Fresszellen (Makrophagen). Diese Fresszellen werden bei Immunreaktionen aktiviert. Neopterin kann daher als Anzeiger („Marker") für chronische Entzündungen gelten.

Die durchgeführte Untersuchung zeigte, dass unter der Einnahme von Padma 28 sowohl chronische Entzündungen, als auch die Neopterinwerte deutlich zurückgehen. Dies bedeutet, dem Körper steht wieder mehr Tryptophan zur Verfügung, das wiederum zum Aufbau von Serotonin dient. Padma 28 kann den Prozess des Tryptophanabbaus gleichsam umkehren. Dies könnte eine plausible Erklärung für die beobachtete Verbesserung des seelischen Befindens durch die Einnahme von Padma 28 sein. Es kam beispielsweise durch Padma 28 zu einer wesentlichen Besserung sowohl prämenstrueller als auch menopausaler Beschwerden (Wechselbeschwerden) bei Versuchsteilnehmerinnen.

Weitere Studien werden sicher folgen, und Patienten mit Depressionen haben hier offenbar die Möglichkeit, durch ein unschädliches pflanzliches Präparat ihr Gesamtbefinden merkbar positiv zu beeinflussen. Diese Erkenntnisse könnten auch von einigem Wert für die Krebsforschung sein, denn auch bei Krebs ist eine Verbesserung der psychischen Situation ebenso wichtig, wie eine Stärkung des Immunsystems.

Einen Versuch ist die Einnahme von Padma 28 für Patienten mit depressiver Verstimmung (oder auch Angststörungen) sicher wert. Ich habe selbst viele Jahre an Panikattacken gelitten und Padma 28 in dieser Zeit als wirksame Hilfe empfunden. Vor allem der Schlaf besserte sich, und ich glaube, dass man auch Symptome eines „nervösen Herzens" (Cor nervosum – Herzneurose) damit lindern kann. Diese sind für Betroffene sehr quälend und belastend, weil sie meist über Jahre vorhanden sind. Hier steht nun außerdem das neue Padma Nerven-Tonikum („Nervotonin") zur Verfügung.

Auch bei psychischen Problemen wirkt Padma 28 als „kühlende" Rezeptur somit einem „überhitzten" Lebensstil mit Stress und andauernden Höchstleistungen entgegen. Hier besteht großer Bedarf nach sanfter Regulation als Ausgleich zur ständigen Stimulation durch äußere Reize. Es eignet sich aus diesen Gründen wohl ebenso als Basistherapie beim chronischen Müdigkeitssyndrom (Chronic Fatigue Syndrome = CFS), wie auch beim viel zitierten „Burn-out". Padma 28 („Basic") ist dem Vernehmen nach bereits als sehr wirksame „Stresspille für Manager" bezeichnet worden.

Die Formel „Padma Nervotonin" wird nach tibetischer Überlieferung ebenfalls bei psychischen Befindlichkeitsstörungen wie Burn-out-Syndrom, Nervosität, Schlafstörungen, innerer Unruhe oder auch Tinnitus mit Erfolg angewendet. Oft ist sie das Mittel der Wahl für den eher „kühlen" Patiententypus. Eine kombinierte Gabe mit Padma 28 ist möglich. In manchen Fällen verspricht auch „Padma Digestin" (Verdauungstonikum) Hilfe, insbesondere bei kalten Extremitäten und Angststörungen, welche auch in der Chinesischen Medizin als Folge „kalter Nieren" angesehen werden. Digestin erzeugt in den Fällen von „Cold Kidney Diseases" mehr Verdauungs- und damit Körperwärme. Wie man sieht, ist eine Therapie immer auf die Befindlichkeit der Patienten individuell abzustimmen (siehe dazu auch das Kapitel „Neue Heilmittel aus der tibetischen Medizintradition").

Weitere Anwendungsgebiete

von Padma 28

In der systematischen Indikationsliste zu 14 tibetischen Arzneispezialitäten, die von Karl Lutz in Zusammenarbeit mit Wladimir Badmajew erstellt wurde, nimmt die Rezeptur Nr. 28 eine herausragende Stellung ein. Zahlreiche Anwendungsmöglichkeiten werden aufgezählt, und es ist ersichtlich, dass „Padma 28" von den Ärzten bei sehr vielen Leiden in Kombination mit weiteren Vielstoffgemischen der Liste verabreicht wurde. Sein Einsatz ist immer dann sinnvoll, wenn akute oder chronische Infektions- beziehungsweise Eiterherde vorliegen. Die Rezeptur Nr. 28 wird als antibakteriell, desinfizierend, Herz und Kreislauf stimulierend und allgemein heilungsfördernd beschrieben. Sie fördert die „entschlackende und nährende Eigenschaft des Blutes" und stärkt die „Energiegewinnung aus der Mitte" (chinesische Umschreibung dafür, wie wir leibliche und geistige Nahrung aufnehmen und verwerten). Entsprechend häufig erscheint das Mittel als Basismedikation.[30]

Neben den bereits erläuterten Studien existieren vereinzelte Forschungsberichte zu Padma 28 in folgenden Bereichen:

Anwendung bei chronisch-infektiöser Hepatitis B

Die chronische Hepatitis (Leberentzündung) tritt als Folge einer akuten, nicht ausgeheilten – ja oft nicht einmal erkannten – Infektion mit Hepatitisviren auf. Es gibt zwei Formen: Einen chronisch-persistierenden (milder verlaufenden) sowie den aggressiven Typus. Beide bestehen meist über Jahre und jede Behandlung ist langwierig. Neben lokalen Schmerzen kann eine chronische Hepatitis die Leistungsfähigkeit der betroffenen Patienten stark beeinträchtigen, selbst wenn die Laborwerte zufriedenstellend sind.

Heute weiß man, dass diese chronisch-entzündliche Schädigung der Leberzellen auf einer permanenten Immunreaktion mit viralen Antigenen beruht. Der Organismus ist in ständiger Alarmbereitschaft, es gelingt ihm aber nicht, den Hepatitisvirenbefall endgültig zu eliminieren. Padma 28 kann solche Fälle lindern und manchmal sogar eine Heilung herbeiführen, wie zwei Studien aus den Jahren 1992 und 1993 belegen.

In einem 2-jährigen Versuch erhielten 126 Erwachsene und 52 Kinder mit chronischer Hepatitis B täglich 3-mal 2 Tabletten Padma 28. Ergebnis: Bei rund 90 % der Probanden verbesserte sich die Immunregulation messbar. Bei circa 15 % war nach diesen zwei Jahren überhaupt kein zellulärer Virusbefall mehr festzustellen.

Eine zweite Studie an 34 Versuchspersonen erbrachte ähnlich positive Resultate. Dabei wurden zwei entscheidende Vorteile sichtbar:
1) Padma 28 verbessert insgesamt den Immunstatus,
2) das Fortschreiten entzündlicher Prozesse wird gestoppt.[31]

Mit Padma 28 ist es offenbar möglich, eine bleibende Leberschädigung zu verhindern. Über einen solchen Fall berichtet auch der Mediziner und Autor Dr. Egbert Asshauer: Ein junger Mann litt aufgrund einer chronischen Infektion mit Hepatitis B unter ständiger Müdigkeit und Leberschwellung. Dr. Asshauer behandelte den Patienten mit Padma 28, wobei sieben Monate später zwar noch die Infektion, aber keine Leberschädigung mehr nachzuweisen war.[32]

Dr. Asshauer empfiehlt die versuchsweise Anwendung von Padma 28 auch bei chronischer Hepatitis vom Typ C.[33]

Nunmehr stehen für eine Kombinationstherapie auch die neuen Mittel „Padma Leber-Galle-Tonikum" und „Padma Leber-Regulans" zur Verfügung (siehe dazu im Kapitel „Neue Heilmittel aus der tibetischen Medizintradition).

Eine Stimme aus Polen

Auf dem Washingtoner Kongress im Jahre 1998 referierte Prof. Lech Hryniewicki von der Medizinischen Akademie Poznan in Polen über eine offene Pilotstudie an 34 Patienten mit aktiver, chronischer Hepatitis B. Nach mehrmonatiger Einnahme von Padma 28 war bei 18 % der Teilnehmer das Virus-Antigen völlig verschwunden, bei 33 % die Virus-DNS nicht mehr nachweisbar. 41 % der Probanden mit aktiver Leberzirrhose konnten nach der Behandlung feststellen, dass diese inaktiv blieb.

Anwendung bei chronischen Atemwegsinfekten und Asthma

Jeder Mutter bleibt die Zeit unvergesslich, in der ihre Sprösslinge sich eine „Verkühlung" nach der anderen einfangen. Vom Kleinkindalter bis zur Pubertät wird der eine Schnupfen abgelöst vom nächsten Husten. Meist tut dieses Training dem Immunsystem gut und die Heilung geht komplikationslos vonstatten, aber bei vielen Kindern beobachtet man doch eine auffällige Abwehrschwäche.

Hier sind zu Padma 28 vor allem zwei Versuchsreihen interessant:

Bei Tests mit infektanfälligen Kindern verschiedener Altersgruppen (unter 3 bis zu 16 Jahren), die Padma 28 zwischen sechs und zehn Wochen lang einnahmen, zeigte sich eine deutliche Abnahme der Anzahl chronischer Atemwegsinfekte (z. B. von wiederkehrender Bronchitis).

Kinder über 3 Jahre erhielten 3-mal täglich eine Tablette Padma 28, jüngere 3-mal eine halbe Tablette. In bis zu 70 % der Fälle wirkt diese Therapie.[34]

Mein eigener Sohn konnte hier als Beispiel dienen: Mit ungefähr 9 Jahren gab ich ihm das erste Mal in der Zeit von September bis ins Frühjahr 2-mal täglich eine Tablette Padma Basic. Die zuvor wochenlangen Schnupfen- und Hustenperioden gehörten bald der Vergangenheit an. Auch der Verzicht auf Kuhmilch spielte eine wesentliche Rolle für die Besserung (mehr dazu in meinem zweiten Buch über Padma 28 – siehe Literaturangaben im Anhang).

Padma 28 ist, wie die Praxis zeigt, ebenso hilfreich bei **chronischen Entzündungen der Kieferhöhlen**, auch – und gerade dann, wenn Antibiotika keine Wirkung mehr erzielen. Es beeinflusst eitrige Prozesse und lässt die Entzündungserscheinungen abklingen.

Über die günstige Wirkung von Padma 28 bei **Asthma bronchiale** liegen noch keine ausreichenden Erfahrungswerte vor. Da aber bekannt ist, dass bei Asthmatikern im Lungenbereich entzündliche Zellen zu finden sind, ist die Einnahme von Padma 28 (als ergänzende Therapie) sicher einen Versuch wert.

Desgleichen kann Padma 28 bei **Heuschnupfen** und ähnlichen allergischen Störungen dem Immunsystem Hilfestellung bieten, indem es überschießende Reaktionen dämpft.

Weitere Anwendungsgebiete

Aufgrund der experimentell gefundenen Effekte, die bei den verschiedensten Erkrankungen eine Rolle spielen, könnte Padma 28 auch in folgenden Fällen unterstützend wirken (immer nur als Ergänzung verordneter Therapien und in Absprache mit Ihrem Behandler):

Anwendung bei rheumatoider Arthritis und chronischer Polyarthritis (Gelenkentzündung)

Bemerkenswert ist hierzu vor allem eine von der US-Universität Massachusetts in Dharamsala durchgeführte Studie, in der direkt vor Ort die Wirksamkeit gängiger Antirheumatika gegenüber der tibetischen Medizin untersucht werden sollte. Es stellte sich heraus, dass die modernen westlichen Medikamente bei der Schmerzbekämpfung – logischerweise – überlegen sind, die Maßnahmen der tibetischen Medizin (Diät, pflanzliche Arzneien usw.) aber die Funktionstüchtigkeit der Gelenke viel besser wiederherstellen konnten.[35] Siehe dazu auch die neue „Padma Rheuma-Akutformel" (Seite 135).

Vergleichsstudien wie diese zeigen besonders eindringlich, wie sehr eine kombinierte Anwendung alter und neuer medizinischer Verfahren Hilfe suchenden Patienten zum Nutzen gereichen kann.

Zu weiteren sogenannten „Autoimmunstörungen" siehe das Kapitel „Padma 28 – Motor des Immunsystems".

Anwendung bei weiteren entzündlichen Prozessen

Padma 28 ist außerdem angezeigt zur unterstützenden Behandlung lokal-entzündlicher Prozesse, unter anderem bei:

Cystitis (Harnwegsentzündung)

Gastroenteritis (Entzündung des Magen-Darm-Trakts)

Gingivitis (Zahnfleischentzündung)

Ulcus ventriculi und duodeni (Magen- und Zwölffingerdarmgeschwür)

Ulcus cruris (offenes Bein) und Phlebitis (oberflächliche Venenentzündung)

bei Neigung zu Furunkulose und Abszessbildung

in der Heilungsphase von Infektionskrankheiten (auch der echten Grippe)

sowie zur Beschleunigung der Wundheilung, auch nach Operationen.

Von einer Linderung (speziell hormonell bedingter) **Migräne** mit Leberbeteiligung ist ebenfalls schon berichtet worden. (Migräne wird im Übrigen von tibetischen Ärzten sehr erfolgreich mit Juwelenpillen gelindert.)

Eine Studie behandelt ferner die versuchsweise Anwendung von Padma 28 bei **Multipler Sklerose.** Hier wurde bei 44 % der mit Padma 28 behandelten Patientengruppe eine deutliche Verbesserung ihres Allgemeinzustandes beobachtet (Muskelkraft, Abnahme der Sphinkter-Störungen).[36]

Besprechen Sie sich in all diesen Fällen mit Ihrem Arzt/Heilpraktiker, vor allem dann, wenn Sie regelmäßig irgendwelche Medikamente einnehmen müssen.

Hilfe beim Raynaud-Syndrom?

Viele von uns kennen den unangenehmen Zustand kalter Hände und Füße. Wenn eine solche Störung jedoch ernste Ausmaße annimmt, wird sie zum Lebenshindernis und man spricht von „Raynaud-Syndrom". Der Blutfluss in die Extremitäten wird durch diese Krankheit nachhaltig gestört, indem sich die feineren Gefäße beim geringsten Anlass verengen. Was sogar bedeuten kann, dass es Betroffenen nicht mehr möglich ist, etwas aus dem Kühlschrank zu nehmen, ohne peinigende Schmerzen in den Fingern zu riskieren, oder selbst im Sommer keine offenen Schuhe tragen zu können. Ein wirksames Heilmittel gegen dieses Leiden kennt die Schulmedizin bis heute nicht.

Die englische Zeitung „Daily Mirror" brachte im März 2003 einen Artikel über Carol Harris (53) und ihre 22-jährige Tochter Kathryn, die beide mit der Diagnose „Raynaud's Syndrome" leben. Carol Harris war seit 30 Jahren daran gewöhnt, bereits in einem klimatisierten Büro mit schmerzhaften Schwellungen an den Fingern zu rechnen, keine Ringe zu tragen oder auch nur ohne Handschuhe ins Freie zu gehen. Schon ein einziger kühler Luftzug konnte eine Raynaud-Attacke verursachen, bei der ihre Finger oder Zehen eiskalt und gefühllos wurden. Ihre Tochter Kathryn litt unter ebenso starken Beschwerden: Schon ein paar Sekunden in kalter Winterluft wirkten wie ein stundenlanger

Aufenthalt in einem eisigen Schneesturm. Dann verlor Kathryn jedes Gefühl in den Fingern und nach kurzer Zeit brannten ihre Hände wie Feuer. Sogar Frostbeulen waren die Folge und traten bei Carol Harris fast regelmäßig auf. Beide, Mutter und Tochter, hatten vieles ausprobiert, von gefäßerweiternden Medikamenten (Vasodilatatoren) mit ihren unangenehmen Nebenwirkungen, bis hin zu abenteuerlichen „Naturheilmitteln". Nichts hatte geholfen.

Schließlich konnte Carol Harris an einer von der britischen „Raynaud's Association" organisierten Versuchsreihe mit pflanzlichen Präparaten teilnehmen. Eines davon war die tibetische Rezeptur Padma 28. Und tatsächlich: Der Erfolg ließ nicht lange auf sich warten. Carol Harris blieb nach sechsmonatiger Einnahme den ersten Winter seit 30 Jahren von Frostbeulen verschont, Tochter Kathryn war monatelang „anfallfrei", nachdem ihre Mutter auch sie von Padma 28 überzeugt hatte. Selbst der 25-jährige Sohn Matthew nahm schließlich die Kräutertabletten ein, da er die Krankheit ebenfalls geerbt hat. Kathryn hatte zuvor diverse pflanzliche Mittel versucht, ein durchschlagender Erfolg zeigte sich aber erst mit Padma 28. Bei ihr halfen die Tabletten bereits nach wenigen Wochen.

„Ich mag die Krankheit von meiner Mutter geerbt haben", sagte sie glücklich in einem Interview, „sie hat mir aber auch geholfen, das Heilmittel dagegen zu finden". *(Quelle: „Why being cold is such agony for us", in: Daily Mirror, March 6, 2003, p. 36)*

Die Wirksamkeit von Padma 28 beim Raynaud-Syndrom erklärt sich einerseits aus seiner durchblutungsfördernden Potenz, zum anderen werden entzündliche Vorgänge gebremst und harmonisiert. Vermutlich ist diese tibetische Kräuterrezeptur die derzeit wirksamste bekannte Medizin für Probleme mit den Arterien, speziell der sog. peripheren arteriellen Verschlusskrankheit (PAVK = „Raucherbein") bzw. den Blutgefäßen überhaupt.

Es sollte auch erwähnt werden, dass kalte Hände und Füße sehr oft mit einer geschwächten Verdauung einhergehen, weshalb in diesem Fall auch eine Kur mit dem Padma-Verdauungstonikum („Padma Digestin") sehr hilfreich sein kann (siehe dazu das Kapitel „Padma Digestin – das Verdauungstonikum").

Padma 28 bei Venenbeschwerden

Padma 28 scheint nicht nur eine wirksame Hilfe bei offenen Beinen infolge von Diabetes mellitus zu sein (siehe dazu im Kapitel „Fallberichte"), es unterstützt auch die Heilung von Unterschenkelgeschwüren bei gestörter venöser Durchblutung.

Fall eines offenen Beines aufgrund venöser Durchblutungsstörungen (Ulcus cruris venosum)

Dr. Jörg O. Rüttgers, Spitalfacharzt an der RehaClinic in Braunwald (Schweiz) berichtet über eine 75-jährige Patientin mit chronischer Veneninsuffizienz Grad III, d. h. schwerer venöser Durchblutungsstörung. Nach einem Krampfadern-Stripping entstanden an beiden Unterschenkeln nicht heilende offene Geschwüre. Die arterielle Durchblutung schien dagegen in Ordnung. Es bestand Fettsucht (Adipositas), doch weiter keine ernsten Beschwerden. Nach stationärer Aufnahme in die Klinik wurde die Patientin neben blutverdünnenden Medikamenten und Lymphdrainage mit Padma 28 (dreimal täglich 1 Tablette) therapiert. Beim Verbandswechsel wurden die Geschwüre feucht gehalten um eine Heilung und Erholung der Haut zu fördern. Innerhalb von drei Monaten gingen die Entzündungen deutlich zurück, Ödeme (Wassereinlagerungen) und Schmerzen ließen nach. Dr. Rüttgers ist überzeugt, dass sich durch Padma 28 eine viel raschere Besserung und schließlich völlige Abheilung ergab. Es traten bei dieser Patientin auch keine neuen Geschwüre mehr auf *(bezughabende Studie siehe im Anhang).*

Sinnvolle Grippevorbeugung mit Padma 28

Im Rahmen einer wissenschaftlichen Fachtagung in Luzern im Oktober 2003 berichtete der Allgemeinmediziner Dr. Beat Schaub aus Binningen über die Erfolge mit Padma 28 in seiner ärztlichen Praxis. Er bestätigte nicht nur die ausgezeichnete Wirksamkeit der Kräutertabletten bei claudicatio intermittens („Schaufensterkrankheit") und dem „generellen Kränkeln" älterer Patienten, interessant ist auch seine Meinung zum Thema Grippevorbeugung. Er konnte nämlich feststellen, dass Patienten, die regelmäßig 3 Tabletten Padma 28 täglich einnehmen, signifikant weniger häufig an Infekten leiden.

Dr. Schaub dazu: „Aufgrund meiner bisherigen 10-jährigen Erfahrung denke ich, dass Padma 28 zur Verhütung von grippalen Infekten etwa gleich wirksam ist wie eine Grippeimpfung. Obwohl die Grippeimpfung zweifellos billiger ist, ist die Frage berechtigt, ob es sich nicht lohnt, für einen Mehrpreis das Immunsystem generell zu stärken, anstatt eine spezifische Antikörperbildung gegen die zu erwartenden Vireninvasionen mittels der Impfung zu stimulieren." *(Quelle: www.padma.ch)*

Meine Anmerkung dazu: Grundsätzlich sollte man natürlich klar zwischen einem grippalen Infekt und der „echten Grippe" (Influenza) mit hohem Fieber und starker Erschöpfung unterscheiden. Was jedoch die allgemeine Vorbeugung und den Schutz des Immunsystems betrifft, ist es durchaus vorstellbar, dass Padma 28 in beiden Fällen gleich gut wirkt. Außerdem steht nun für den Akutfall „Padma Grippeformel" zur Verfügung. Sie hilft, auch schwere Infekte ohne Folgeschäden zu überstehen (siehe dazu im Kapitel „Neue Heilmittel aus der tibetischen Medizintradition").

Padma 28 im Sport

Wie Sportler und Sportärzte berichten, findet die tibetische Rezeptur Padma 28 („Basic") auch zunehmend im Bereich Sport Verwendung. Ein Bericht im „Sportpanorama" des Schweizer Fernsehens am 2. 9. 2001 befasste sich mit dem Einsatz dieses tibetischen Präparates bei Leistungssportlern. Als Beispiel diente der bekannte Jungfrau-Marathon, welcher an die Teilnehmerinnen extreme Anforderungen stellt.

Sportliche Höchstleistungen und physische Beanspruchung hinterlassen im Körper Spuren, die einem entzündlichen Erschöpfungszustand vergleichbar sind. Dies kann zu Verschleißerscheinungen, Muskel- und Gelenkbeschwerden führen. Werden dem Körper danach aber regulierende Impulse, etwa durch die Heilkräutermischung Padma 28 angeboten, können negative Folgen vermieden werden.

Wegen seiner entzündungshemmenden und durchblutungsfördernden Eigenschaften wird Padma 28 daher zunehmend von Athleten genutzt. LeistungssportlerInnen berichten von einer verminderten Entzündungsneigung der Schleimbeutel und Achillessehnen. Es treten weniger Krämpfe und Muskelverhärtungen auf. Die Erholung nach einem Wettkampf geht schneller und komplikationsloser vor sich.

Die Ärzte der Sportklinik Muttenz (CH) verwenden Padma 28 seit Jahren und setzen es auch in der Nachsorge orthopädisch-chirurgischer Eingriffe ein. Das Mittel, so Dr. Urs Martin, trägt zum schnelleren Abtransport von Entzündungsstoffen und damit zu einer rascheren Heilung von Verletzungen bei.

Padma 28 wirkt hier als natürliches und sanftes Aufbaumittel, das den Organismus nach sportlicher Betätigung in seiner Regenerationsphase optimal unterstützt.

Padma 28 ist selbstverständlich kein Mittel zur direkten Leistungssteigerung, sondern vielmehr sanftes „legales Doping" für das Immunsystem. Alle Körperfunktionen werden harmonisiert und die Selbstheilungskräfte angeregt.

Die empfohlene Dosis liegt je nach Trainingsintensität bei 2 bis 6 Tabletten pro Tag.

In einem „Phytotherapeutischen Leitfaden aus der Sportmedizinischen Praxis" erläutert **Dr. Simon Feldhaus** (Baar), wie Padma 28 als „Multi-Target Drug" (Arznei mit vielfacher Wirkung) entzündungshemmend und heilend bei Sportverletzungen wirkt. Die empfohlene Dosierung beträgt 2-mal 2 Tabletten/Kapseln täglich. Die Erholungsphasen der Sportler nach anstrengenden Wettkämpfen verkürzten sich und 1 bis 2 Wochen vor einem geplanten Intensivtraining kann die Einnahme von 2-mal 1 Tablette/Kapsel bessere Startbedingungen gewährleisten. Neben pflanzlichen Hilfen wie Arnika-Gel und Beinwellsalbe oder Wobenzym-Tabletten, leistet hier die tibetische Medizin einen ebenso wichtigen Beitrag (siehe dazu im Anhang: Studien und Analysen).

Padma 179

(Padma Lax)

Über dem regelrechten Siegeszug, den Padma 28 gleichsam als „Basistherapeutikum" der tibetischen Pflanzenmedizin angetreten hat, wird meist übersehen, dass sich seit Längerem noch eine weitere tibetische Arznei in standardisierter Form auf dem Markt befindet: **Padma 179 – Handelsname „Padma Lax"**.

Die Rezeptur Nr. 179 auf der Indikationsliste der Ärztefamilie Badmajew ist ein mildes, gut verträgliches Laxativum (Arzneimittel mit abführender Wirkung) – die Bezeichnung Padma Lax weist schon darauf hin.

Aus diesem Grund käme etwa eine Zulassung als Nahrungsergänzungsmittel, wie dies im Falle von Padma 28 möglich ist, natürlich nicht infrage.

Hilfe für den trägen Darm

„Der Tod sitzt im Darm": Ein drastischer Satz, doch er ist buchstäblich wahr.

Solange alle Ausscheidungsfunktionen unseres Körpers klaglos funktionieren, bleiben wir gesund und fühlen uns vital. Leider ist der regelmäßige Gang „aufs stille Örtchen" für eine erhebliche Zahl von Menschen ein frommer Wunschtraum. Wie viel unsere moderne, hektische Lebensweise und übliche Fehlernährung dazu beitragen, wollen die meisten Betroffenen nicht wahrhaben. Der Verbrauch chemischer Abführmittel ist ansteigend und viele von uns haben das Gefühl für die natürlichen Ausscheidungsvorgänge vollkommen verloren. Sie werden weniger als angenehme Reinigung des Körpers, sondern nur noch als lästiges Übel empfunden, das unseren verplanten Tagesablauf stört. Kein Wunder, wenn dann irgendwann „nichts mehr geht".

Kein Kavaliersdelikt

Zeitweilige oder dauernde Verstopfung (Obstipation) ist eines der am weitesten verbreiteten „zivilisatorischen" Übel. Denkt man allerdings daran, dass die Darminnenwand ausgebreitet eine Fläche von etwa 200 (!) Quadratmetern bedecken würde, wird die Sache schon klarer: Nachlässigkeit kann hier nicht ohne Folgen bleiben.

Wird der Darminhalt nicht regelmäßig ausgeschieden, können Schadstoffe in den Blut- und Lymphkreislauf zurückgelangen – die Darmwände sind ja durchlässig – und überschwemmen von dort aus den ganzen Körper mit Zellgiften. Eben deshalb haben „dauerverstopfte" Patienten meist auch ein schlechtes Hautbild, leiden an diffusen Kopfschmerzen und fühlen sich einfach insgesamt nicht wohl.

Sie sehen also: Verstopfung ist kein harmloses „Kavaliersdelikt".

Dabei sind die Ursachen meist naheliegend. Um dem Darm seine tägliche Arbeit zu erleichtern, ist vor allem Folgendes vonnöten: genügend Ballaststoffe, enthalten in Obst, Gemüse und Vollkornprodukten (ein zusätzliches, völlig unschädliches Hilfsmittel zur besseren Verdauung sind indische Flohsamen, die Sie in jedem Reformhaus bekommen). Keinesfalls vergessen darf man die reichliche Aufnahme von Flüssigkeit durch Quellwasser, Tee (Kräutertees, grüner Tee, Rotbuschtee usw.), verdünnte Obst- oder Gemüsesäfte und Suppe. So manche Verstopfung könnte schon allein dadurch behoben werden.

Dazu müssen ein Mindestmaß an Bewegung und die Vermeidung von übermäßigem Stress kommen. Lernen Sie in Ihrem eigenen Interesse, bei Überlastung konsequent Nein zu sagen. Niemals darf Stuhldrang ignoriert werden, wie Kinder das zum Beispiel gerne tun, um ein Spiel nicht unterbrechen zu müssen. Die günstigsten „Entleerungszeiten" liegen übrigens nach der biologischen Uhr zwischen 5 und 7 Uhr morgens oder abends (Winterzeit!). Während dieser Tagesphasen ist der Körper auf maximale Reinigung eingestellt.

Das Gehirn im Bauch

Falls Ihnen jemand vorwirft, Sie würden „aus dem Bauch heraus" agieren, nehmen Sie es als Kompliment, denn das ist richtig so. Wie Sie bereits im Kapitel über Padma 28 und die Seele lesen konnten, läuft kein Geschehen im Körper isoliert ab. Unser Darm verarbeitet nicht nur Nahrung, sondern er muss auch mit seelischem Ballast fertig werden. Sein Nervengewebe ist so empfindlich, dass wir diesen Bereich tatsächlich als **unser „zweites Gehirn"** ansehen können. Nicht umsonst existieren Redensarten wie „Dieses Problem verursacht mir Bauchweh" oder „Das kann ich nicht verdauen".

Ein angespannter Darm verhärtet und verkrampft sich, er stellt seine Peristaltik (natürliche Wellenbewegung) ein und will nichts mehr „hergeben". In dieser Situation können Sie Ihrer Verdauung durch pflanzliche Heilmittel auf die Sprünge helfen, sollten aber gleichzeitig auch nach einer Lösung für eventuelle seelische Spannungen suchen.

Padma Lax wirkt sanft und sicher

Nach den eingangs geschilderten Grundsätzen der Tibetischen Medizin liegt auch in Padma 179 eine Kombination von 15 pflanzlichen und mineralischen Bestandteilen vor, welche trotz geringer Dosierung eine optimale Wirksamkeit gewährleistet. Die Hauptkomponenten helfen dem Darm wieder aktiv zu werden, während andere Ingredienzen den Verdauungsvorgang allgemein unterstützen, blähungswidrig, krampflösend und schleimhautschützend wirken.

Aus tibetischer Sicht fördert Padma Lax die „Verdauungshitze". Es bringt die drei Körperenergien wieder in Harmonie, denn nur ein intaktes „Verdauungsfeuer" garantiert Wohlbefinden und Lebenskraft.

Wichtige Anwendungshinweise

Padma 179 eignet sich zur kurzzeitigen Behandlung einer Verstopfung ohne spezielle Diagnose. Es ist nicht anzuwenden bei Bauchschmerzen unklarer Ursache, Verdacht auf Darmverschluss oder Blinddarmreizung.

Schwangere, Stillende und Kinder unter zwölf Jahren sollen Padma Lax nicht einnehmen. Wie jedes abführende Mittel könnte Padma 179 Wehen auslösen. Bestimmte enthaltene Stoffe (Antrachinone) gehen in die Muttermilch über, wobei mögliche Folgen für das Kind nicht geklärt sind. Greifen Sie in diesen Fällen auf den unschädlichen Flohsamen in Verbindung mit dem Padma-Tee „Nach dem Essen" zurück (siehe dazu das Kapitel „Tibetische Tees – ein einfacher Weg zum Wohlbefinden").

Die Einnahme von Padma Lax sollte nicht länger als ein bis zwei Wochen dauern. Normalerweise nimmt man vor dem Schlafengehen jeweils eine Tablette mit viel Flüssigkeit (Wasser, Tee). Die Wirkung tritt dann ungefähr nach acht Stunden, also morgens ein. In hartnäckigen Fällen sind zwei Tabletten pro Tag angezeigt, sobald wie möglich ist die Dosis aber zu reduzieren. Keinesfalls ist Padma Lax für eine Daueranwendung oder als Hilfe zur Gewichtsreduktion gedacht. Ein gefährlicher Flüssigkeits- und Mineralstoffverlust kann die Folge solchen Missbrauchs sein.

Vorsicht ist weiterhin bei gleichzeitiger Einnahme von Herzmitteln, harntreibenden Medikamenten und Nebennierenrinden-Hormonen (Corticosteroiden) geboten. Padma Lax könnte deren Wirkung, vor allem bei längerer Anwendung, verstärken beziehungsweise verändern. Holen Sie hierfür ärztlichen Rat ein!

Sollte unter Padma Lax leichter Durchfall auftreten, reduzieren Sie die Dosis und trinken ausreichend. Eine zeitweise Rotfärbung des Harns ist dagegen normal und kein Grund zur Besorgnis.

Hoffnung beim Reizdarm-Syndrom

Die Störung hat viele Namen: Reizkolon (Colon irritabile), Irritable Bowel Syndrome (IBS), spastisches Kolon oder Colitis mucosa. Ungefähr 20 % der westlichen Bevölkerung leiden darunter. Frauen sind häufiger betroffen als Männer (vielleicht, weil sie mehr „aus dem Bauch heraus" leben?). Organische Ursachen sind beim Reizdarm-Syndrom nicht nachweisbar. Neben möglichen Allergien auf bestimmte Nahrungsmittel werden vor allem seelische Ursachen als Auslöser vermutet. Zu den Symptomen gehören Bauchkrämpfe und Blähungen, Sodbrennen, oftmaliger Wechsel von Durchfall und Verstopfung, aber auch Rückenschmerzen, Kreislaufschwäche und „nervöses" Herzklopfen. Ein irritierter Verdauungstrakt zieht den ganzen Körper in Mitleidenschaft.

Neben den genannten darmpflegenden Maßnahmen scheint Padma 179 auch in diesen Fällen von Nutzen zu sein. Auf dem Kongress für Tibetische Medizin in Washington stellte **Prof. Moshe Ligumsky**, Gastroenterologe an der Hebräischen Universität in Jerusalem, die Zwischenergebnisse einer Studie mit Reizdarm-Patienten vor. Sie ergab eine bemerkenswerte Besserung der Symptome.

So litten zu Beginn der Behandlung etwa 48 % der Teilnehmer an täglichen starken Bauchschmerzen. Nach der Einnahme von Padma Lax hatten nur noch 28 % darüber zu klagen. Insgesamt fühlten sich 77 % der Patienten, die Padma Lax genommen hatten, subjektiv besser (gegenüber 32 % in der unbehandelten Placebo-Gruppe).

Wie aktuell das Problem Reizdarm ist, zeigt sich schon daran, dass diese Diagnose insgesamt 50 % aller Verdauungsstörungen ausmacht, die Patienten Hilfe suchen lassen. Viele sind wegen kaum erträglicher Schmerzen öfter arbeitsunfähig.

Neue Studie zeigt erstaunliche Erfolge

Zum Thema verstopfungsbedingter Reizdarm liegen nun die Ergebnisse einer weiteren placebokontrollierten Doppelblindstudie am Hadassah-Universitätskrankenhaus (**Dr. Sarah Sallon**) in Jerusalem vor.

Die Schlussbefragung von 61 Teilnehmern zeigte, dass bei 70 % der Patienten, die Padma Lax einnahmen, eine generelle Verbesserung der Darmtätigkeit eingetreten war. 76 % gaben dieser Therapie deutlich den Vorzug gegenüber vorherigen Behandlungsversuchen. Schwere Bauchschmerzen und Blähungen hatten bei ihnen deutlich abgenommen.

Interessant ist, dass Padma Lax offensichtlich keine Gewöhnungseffekte hervorruft, wie das bei vielen, gerade auch pflanzlichen Abführmitteln der Fall ist. Die Nebenwirkungen (10 von 34 Patienten) waren sehr gering. Diese zeigten eine leichte Tendenz zu Durchfall, welcher jedoch nach einer Dosisreduzierung verschwand. Unter Padma Lax treten außerdem keine starken, radikalen Darmentleerungen auf, die meist mit gefährlich hohen Wasser- und Mineralstoffverlusten verbunden sind. Das Mittel regt neben einer sanften Entleerung auch die Verdauung an und hilft dem Körper, zu seinen normalen Funktionen zurückzufinden.[37] Wenn Ihr Darm also laufend „gereizt" reagiert, ist es höchste Zeit, mithilfe natürlicher Vitalstoffgaben Abhilfe zu schaffen. Padma Lax leistet hier sozusagen Erste Hilfe. Geht es nach ein bis zwei Wochen aufwärts, können Sie durch das neue „Padma Verdauungstonikum" Ihr Verdauungssystem weiterhin sinnvoll unterstützen (siehe dazu die Kapitel über die neuen Padma-Mittel und Padma-Digestin).

Im Rahmen dieser Studie wurden insgesamt folgende Ergebnisse klar:

1. Padma Lax beseitigt Blähungen und Völlegefühl.

2. Padma Lax sorgt für eine komplette Entleerung des unteren Darms.

3. Padma Lax beseitigt unangenehme Symptome wie Müdigkeit und allgemeine Schwäche.
4. Padma Lax ist sehr gut verträglich. Nebenwirkungen wie Kopfschmerzen, Schwindel oder starke Stuhlverflüssigung traten extrem selten auf.
5. Im Verlauf einer dreimonatigen Behandlung mit Padma Lax wurden keine Elektrolytstörungen (Mineralstoffverluste etc.) des Darms beobachtet.

Inhaltsstoffe von Padma Lax

Lateinische Bezeichnung	Deutscher Name	Inhalt in mg pro Tablette
Aloes extr. sicc. norm.	Aloe Trockenextrakt	12,50
Kaolinum ponderosum	Kaolin	25,00
Calumbae radix	Colombowurzel	10,00
Condurango cortex	Condurangorinde	10,00
Helenii rhizoma	Alantwurzel	35,00
Gentianae radix	Enzianwurzel	35,00
Myrobalani fructus	Myrobalanen	35,00
Natrii hydrogenocarbonae	Natriumbicarbonat	15,00
Natrii sulfae anhydr.	Natriumsulfat	35,00
Piperis longi fructus	Langer Pfeffer	3,50
Frangulae cortex	Faulbaumrinde	52,50
Rhamni purahinanae cortex	Cascararinde	52,50
Rhei radix	Rhabarberwurzel	70,00
Strychni semen	Brechnuss-Samen	1,75
Zingiberis rhizoma	Ingwerwurzel	70,00

Quelle: Produktinformation der Firma PADMA AG, CH–8603 Schwerzenbach

Padma Lax in der Geriatrie (Altersheilkunde)

Verstopfung (Obstipation) ist das häufigste Problem älterer Menschen, pflegebedürftige Personen haben besonders oft damit zu kämpfen. Der Magen-Darm-Trakt verfügt über ein eigenes, ausgedehntes Nervensystem und ist von 80 Billionen (!) Bakterien besiedelt, welche den Darm vor Infektionen und Parasiten schützen. Vor allem die sog. Peyer-Plaques im unteren Dünndarm, die für die Produktion von Immunzellen zuständig sind, brauchen ein gesundes Darmmilieu.

Nur ein gesunder, beweglicher Darm kann wichtige Stoffe in der Nahrung verwerten, umbauen und den unverdaulichen Rest ausscheiden, bevor gleichsam eine „Selbstvergiftung" auftritt. Bei chronischer Verstopfung ist auch das Krebsrisiko erhöht. Falls die Flüssigkeitsaufnahme (gerade bei alten und kranken Menschen ein häufiges Problem) sowie die Aufnahme von Ballaststoffen nicht ausreichen, werden abführende Mittel (Laxantien) nötig. Diese sollen so sanft wie möglich wirken und keinen Gewöhnungseffekt aufweisen.

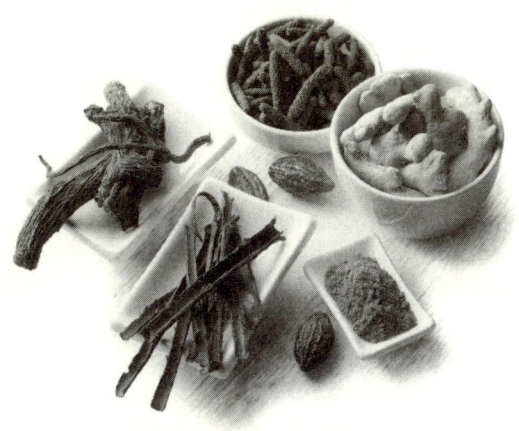

Padma Lax Kräutermischung

Padma Lax entspricht diesen Anforderungen in hohem Maße. Es unterstützt die gesunde Darmflora und die Peyer-Plaques und steigert zugleich die Fähigkeit des Darms zur Entgiftung und Reinigung. Sekundäre Pflanzeninhaltsstoffe wie ätherische Öle, Bitterstoffe und Gerbstoffe sorgen für eine gute Darmpassage der Nahrung. Durch die sanften, aber nachhaltigen Impulse der in Padma Lax enthaltenen Rinden- und Wurzeldrogen werden Immunschwächen bei älteren Menschen wirkungsvoll ausgeglichen. Kaolin saugt giftige Stoffe im Darm auf, Natriumbicarbonat bindet Säuren und Natriumsulfat wirkt leicht abführend.

Insgesamt ist mit Padma Lax (auch als „Padmed Laxan") eine wirksame und zugleich sanfte Regulierung aller mit Verstopfung zusammenhängenden Darmprobleme möglich, was gerade älteren Menschen sehr entgegenkommt.

Wie **Dr. Simon Feldhaus** (Baar) berichtet, wird Padma Lax auch zunehmend in der Darmpflege von Querschnittgelähmten und Patienten mit Sigmadivertikulose (Dickdarmstörung mit Schleimhautausstülpungen, die sich entzünden können) erfolgreich eingesetzt.

Neue Heilmittel

aus der tibetischen Medizintradition

Seit Dezember 2000 wurden von der Fa. Padma AG insgesamt 12 weitere, auf original tibetischen Rezepturen basierende Kräuterformeln, vorerst im Schweizer Kanton Appenzell Ausserrhoden, für den Markt zugelassen. Für 6 davon (Padma Erkältungs-Formel, Padma Husten-Formel, Padma Magen-Darm-Regulans, Padma Niere-Blase-Formel, Padma Zyklus-Formel und Sarsaparilla-Kurformel) wurde leider mangels Kundeninteresse die Produktion wieder eingestellt. Zuvor hatten auch die 4 Padma-Tees nach **Dr. Kalsang Shak** (Praxiszentrum Arbachstr. 56, 6349 Baar) offenbar nicht den Geschmack der Konsumenten getroffen. Dies ist sehr schade, weil es sich um hochwirksame Rezepturen handelt. Derzeit sind noch 6 „neue" Formeln erhältlich:

In bewährter Qualität

Wie alle tibetischen Arzneien bestehen auch die neuen Padma-Formeln aus natürlichen, hochwertigen Rohstoffen und sind aufgrund ihrer wohlüberlegten Zusammensetzung geeignet, das Gleichgewicht der „Drei subtilen Energien" (Wind, Galle, Schleim) im Körper bei diversen Beschwerden wiederherzustellen.

Durch sorgfältige Komposition von Haupt- und Nebenbestandteilen optimiert sich die erwünschte therapeutische Wirkung. Es handelt sich dabei ausschließlich um pflanzliches und mineralisches Rohmaterial, das eine strenge Qualitätsprüfung durchläuft, bevor es schonend in die bewährte Tablettenform gepresst oder das reine Puler in Kapseln gefüllt wird. Farb- und Konservierungsstoffe oder Geschmackskorrigenzien sind auch in den „neuen Padmas" nicht enthalten. Geruch und Geschmack machen, wie Sie nun ja schon wissen, einen wesentlichen Teil der Wirkung tibetischer Heilmittel aus.

Von Grippe bis Wadenkrampf

Bei verschiedensten Gesundheitsstörungen stellen die „neuen" Padma-Formeln eine geeignete Soforthilfe dar, welche im Stadium der Ausheilung längerfristig ideal durch Padma 28 als Immunstimulator ergänzt werden kann.

Derzeit sind folgende 6 bzw. 7 Rezepturen in der Schweiz erhältlich:

Padma Grippe-Formel
Entwickelt aus der Originalrezeptur „kyunga".

Neben indischer Costuswurzel oder Myrobalanenfrüchten enthält diese Rezeptur weitere Kräuter, die im Akutstadium der „echten" Grippe, aber auch bei schweren grippalen Infekten gezielt heilend wirken. Sie unterstützt den Körper sinnvoll in der Bekämpfung von Krankheitserregern. Vor allem die Myrobalane ist herzstärkend, wirkt antibakteriell und immunmodulierend. Tibetische Ärzte nennen sie die „vollkommene Frucht".

Dosierung: 1 bis 2 Tabletten höchstens 3-mal täglich. Zur Nachbehandlung über 21 Tage morgens und abends 1 Tablette. Kindern unter 12 Jahren sollte das Mittel ohne ärztliche Anweisung nicht gegeben werden, da noch keine Praxiserfahrung vorliegt.

Padma Magenbrennen-Formel (Padma Aciben)
Entspricht der Originalrezeptur „Cong zhi 6".

Sie hilft bei den heute immer häufiger auftretenden Symptomen von Aufstoßen, Sodbrennen und Reflux (Rückfluss der Magensäure in die Speiseröhre), was auch Reizhusten auslösen kann. Enthalten sind Calciumcarbonat, Alantwurzel, Cardamom, Färberdistel, Granatapfelsamen und Langer Pfeffer. Der etwas scharfe Geschmack ist gewollt und notwendig. Auf Genussgifte ist zu verzichten, denn sie allein sind oft ein Grund für starke Magenbeschwerden.

Dosierung: 1 bis 2 Tabletten maximal 6 Tabletten täglich werden nach dem Essen, bei Reflux auch vor dem Schlafengehen eingenommen. Kinder bekommen die Hälfte (unter 12 Jahren nur mit fachlicher Beratung).

Padma Verdauungstonikum (Padma Digestin)
Originalrezeptur „Se `bru 5".

Siehe dazu das Kapitel „Padma Digestin – das Verdauungstonikum"

Padma Leber-Galle-Tonikum
Es entstammt der Gruppe der „Garnag"-Rezepturen.

Hilfreich bei Funktionsschwäche von Leber, Galle und Bauchspeicheldrüse (Pankreasinsuffizienz) mit Symptomen wie rascher Ermüdung, Appetitlosigkeit, Blähungen, Übelkeit oder leberbedingter Migräne. Auch hilfreich beim prämenstruellen Syndrom und zur Nachbehandlung von Leberentzündungen.

Dosierung: 1 bis 2 Tabletten 15 bis 30 Minuten vor dem Essen mit genügend warmer Flüssigkeit einnehmen. Kinder unter 12 Jahren nur auf fachlichen Rat.

Padma Leber-Regulans (Padma Hepaten)
Nach der Originalrezeptur „Bras bu 3 thang".

Das Mittel kühlt und harmonisiert alle drei Körperenergien und regt mild die Darmtätigkeit an. Es stützt die verminderte Leberfunktion und lindert die Beschwerden nach einer akuten Leber- oder Gallenblasenentzündung. Neben Blähungen, Kopfschmerzen und Appetitlosigkeit, können depressive Verstimmungen, ein „Burn-out" oder chronische Müdigkeit durch eine geschädigte Leber verursacht sein. Das Mittel wirkt auch unterstützend bei Augenleiden, Blutumlaufstörungen im Kopf und sogar Leberkrebs. Es besteht aus zwei Arten von Myrobalanen sowie Amlafrüchten und entspricht dem ayurvedischen „Triphala" mit ähnlichem Wirkspektrum.

Dosierung: je 4 Tabletten morgens eine Stunde vor dem Frühstück sowie eine Stunde nach dem Abendessen. Eine Kur sollte 1 bis 2 Monate dauern.

Padma Rheuma-Akutformel
Entspricht der Originalrezeptur „sLe tre 5".

Diese Formel wirkt aktiv entzündungshemmend bei rheumatischen Akutbeschwerden, Gelenkschwellungen und Muskelschmerzen, lindert ferner Gicht und Arthritis. Anzuraten auch bei Fibromyalgie („Alles-tut-weh-Syndrom"). Enthalten sind Tinosporastängel, Enzianwurzel, Amlafrüchte, Myrobalanen und wässriger Steinölextrakt. Die Rezeptur sollte nicht länger als 2 Monate ohne Pause angewendet werden. Zur Langzeitbehandlung eignet sich wiederum Padma 28, das auf Dauer entzündungswidrig und sanft regulierend in das chronische Geschehen eingreift.

Dosierung: je 2 Tabletten morgens und abends, eine halbe Stunde vor dem Frühstück und Abendessen mit lauwarmem, abgekochtem Wasser. Zu anderen Medikamenten sollte ein Abstand von 1 - bis 2 Stunden eingehalten werden. Kindern unter 12 Jahren nur nach fachlicher Beratung geben.

Padma Venen-Tonikum
In Zusammenarbeit mit tibetischen Ärzten entwickelte Formel zur Unterstützung der Wasserausscheidung und Tonisierung der Venenwände bei Krampfadern, Besenreisern, geschwollenen Beinen, Wadenkrämpfen, Schmerzen und Schweregefühl, weiters bei Hämorrhoiden. Schwache Venen treten meist zusammen mit einer schwachen Leber(energie) in Erscheinung, daher ist in diesen Fällen eine Kombination mit dem Padma Leber-Galle-Tonikum vorteilhaft, bei chronisch kalten Händen und Füßen empfiehlt sich außerdem eine Kur mit Padma Digestin.

Der Kärntner Facharzt und Gefäßchirurg Dr. Klaus Mayer setzt in seiner Praxis in Wolfsberg neben Padma 28 (Padma Basic) auch das Padma-Venentonikum zusätzlich zu anerkannten Therapien erfolgreich bei seinen Patienten ein.

Dosierung: 1 bis 2 Tabletten etwa eine halbe Stunde vor dem Essen mit abgekochtem, lauwarmem Wasser einnehmen. Bei akuten Beschwerden kann diese Dosis mittags wiederholt werden.

Padma Nerven-Tonikum (Padma Nervotonin)
Entspricht der Originalrezeptur „Srog `zin 10".
Diese Formel gehört zu den klassischen Mitteln gegen ein schwaches Nervenkostüm. Sie entfaltet wärmende und zusammenziehende Eigenschaften. Innere Unruhe, Reizbarkeit, Ängste und Stress werden so gebessert. Auch bei Zuständen von Niedergeschlagenheit und Trauer sorgt die Nervenformel für besseren Schlaf. Sie kann auch bei Tinnitus (Ohrgeräuschen) helfen, da vielen Betroffenen das Ein- und Durchschlafen schwerfällt. Ein Hauptbestandteil der Rezeptur ist neben weiteren Kräutern und Gewürzen die Nepalesische Mombinpflaume, der herzschützende und beruhigende Eigenschaften zugeschrieben werden.
Dosierung: Morgens und abends je 2 Tabletten mit genügend Flüssigkeit am besten 1 Stunde vor dem Frühstück und 1 Stunde nach dem Abendessen einnehmen. Am besten mit warmer Suppe.

Alle „neuen" Padma-Formeln werden von einigen Schweizer Drogerien und Apotheken auf Bestellung auch ins Ausland verschickt (Bezugsadressen finden Sie unter www.padma.ch oder in der Adressliste zu diesem Buch). Padma Basic, Padma Digestin, Padma Nervotonin und nun auch Padma Hepaten sind in Österreich als Nahrungsergänzungsmittel zugelassen und über jede Apotheke oder Fachdrogerie erhältlich.

Urotib – entspricht der Padma Nieren-Blase-Formel
Diese Formel gehört zu den klassischen „A ru"-Rezepturen. Sie wirkt harntreibend und desinfizierend bei akuten, unkomplizierten Harnwegsinfekten. Auch geeignet zur Vorbeugung von Blasenentzündungen und Reizungen. Falls Fieber auftritt, immer einen Arzt konsultieren! Urotib wird als tibetische Spezialität derzeit von der **Apotheke Stadelhofen** (Dr. Ruedi Andres) in Zürich hergestellt (www.apothekestadelhofen.ch). Einnahme gemäß Packungsbeilage.

Padma Digestin –

das Verdauungstonikum

Man schätzt, dass in westlichen Ländern 15 – 35 % der Erwachsenen an diversen funktionellen (nicht durch ein organisches Leiden bedingten) Beschwerden des Verdauungssystems leiden. Zu den Beschwerdebildern zählen neben dem bereits erläuterten Reizdarmsyndrom vor allem wiederholte Schmerzen im Magen- und Darmbereich, Blähungen, Stuhlunregelmäßigkeiten oder ein „nervöser" Wechsel von Verstopfung und Durchfall, für den keine organischen Ursachen zu finden sind. Dazu können in schweren Fällen auch Sodbrennen, Kopfschmerzen, Schlafstörungen und z. B. durch starke Blähungen sogar Herzschmerzen kommen, die einer Angina pectoris gleichen (sog. „Roemheld-Syndrom").

Wenn solche Beschwerden einige Wochen oder länger andauern, spricht man von einer chronischen Dyspepsie. Es werden dann Magen, Leber, Bauchspeicheldrüse, Gallenblase und Darmtrakt untersucht, aber der Arzt findet „nichts". Höchstens beobachtet man eine vermehrte oder verminderte Magensaftproduktion, Störungen der Gallebildung oder der Darmflora, oft auch Nahrungsmittelallergien, worauf in der Schulmedizin meist rein symptomatisch behandelt wird. Die chronischen Beschwerden aber bestehen weiter, oder kommen immer wieder und schränken die Lebensqualität der Betroffenen erheblich ein. Psychosomatische Ursachen, wie Stress und hektische Lebensweise werden oft nicht genügend berücksichtigt, spielen jedoch eine wesentliche Rolle.

Interessant ist, dass aus „unbekannten" Gründen Frauen wesentlich häufiger von solchen quälenden Verdauungsstörungen betroffen sind als Männer, was sicher mit der üblichen Doppel- und Dreifachbelastung der „modernen Powerfrau" zu tun hat.

Der Mensch ist, was er isst – Industrienahrung als Krankheitsfaktor

So gut manche Neuerungen der industriellen Revolution im 19. Jh. gewesen sein mögen, in Bezug auf unsere Ernährung wirkte sie sich verheerend aus. Die natürliche, gesunde Nahrung unserer Vorfahren wurde im Sinne des Fortschritts „veredelt" und ihrer wertvollen Nährstoffe weitgehend beraubt. Raffinierter Zucker, Weißmehl, geschälter Reis und andere „verfeinerte" Nahrungsmittel hielten Einzug in die europäischen Küchen. Ballaststoffe hielt man für überflüssig (z. B. die Randschichten im vollen Korn), daher auch ihr Name. Eine weitere höchst ungesunde Erfindung waren die gehärteten Fette (z. B. Billigmargarine), die heute auch nahezu in allen Fertiggerichten enthalten sind und von vielen Experten als ein Hochrisikofaktor für Arteriosklerose und Herzinfarkte gesehen werden. Erst im Laufe der vergangenen zwei Jahrzehnte ist sich die Wissenschaft wieder des Wertes unveränderter, naturbelassener Lebensmittel bewusst geworden.

Gesunde Verdauung durch Bioinformation

Unser Magen-Darm-Trakt ist ein ausgefeiltes informationsverarbeitendes System, in welchem Nahrung als solche erkannt (oder abgelehnt), ausgewertet und der unverdauliche Rest schließlich ausgeschieden wird. Damit diese Funktionen allerdings erfüllt werden können, muss die Nahrung selbst durch ihre natürlichen Inhaltsstoffe einen entsprechenden „Informationscode" enthalten. So können etwa die bioaktiven Stoffe in Kräutern und Gewürzen eine wichtige Steuerfunktion für die gesunde Verdauung übernehmen. Seit jeher kennt man die appetitanregende Wirkung von Kräuterelexieren. Aber auch Obst und Gemüse enthalten eine Fülle sekundärer Pflanzeninhaltsstoffe, die beim Genuss des frischen, unverfälschten Nahrungsmittels ihre positiven Wirkungen entfalten.

Nach tibetischer Anschauung wird die Verdauungshitze des Körpers (gemeint sind damit alle Verdauungsfunktionen insgesamt) durch bestimmte Einflüsse vermindert und gestört, z. B. durch unregelmäßiges und üppiges Essen, eisgekühlte Getränke und Speisen, oder durch zu große Mengen Rohkost (macht den Magen „kalt"). Aber auch eine generelle „Erkältung" des Körpers kühlt gleichzeitig den Verdauungstrakt aus und kann ihn nachhaltig schädigen. Ebenso wird die Magen-Darm-Funktion durch Antibiotika- und Chemotherapien stark belastet. Um all diesen Einflüssen entgegenzuwirken, kennt die tibetische Medizin eine sehr wirksame Kräuterformel mit Namen „Se 'bru 5" (auch: „Sen du 5" – gesprochen Sedu 5). Diese Kombination mit der speziellen Bezeichnung „Padma-Digestin" wirkt allgemein wärmend und vermag ein geschwächtes Verdauungsfeuer wieder neu anzufachen.

Der Darm als wichtiges Immunorgan

Unser Darm verfügt über eine innere Oberfläche von 200 bis 300 m^2 und ist von vielfältigen Mikroorganismen besiedelt, welche ihre höchste Konzentration im Dickdarm erreichen. Die über 400 verschiedenen Keime einer gesunden Darmflora haben die Aufgabe, das gesamte Immunsystem des Körpers zu unterstützen und zu ergänzen, indem sie Nahrungsbestandteile zerlegen und auswerten, Unverdauliches ausscheiden und möglichen Erregern oder giftigen Substanzen Paroli bieten. Eine erste Barriere bildet hier der Magen mit seinem extrem sauren Milieu, das eventuelle Bakterien in der Nahrung abtötet. Ein gesunder Darm kann vielen Angriffen standhalten, ist er jedoch geschwächt oder vorgeschädigt, treten immer häufiger Infektionskrankheiten oder (Nahrungsmittel)allergien auf. Schon aus diesem Grunde ist ein funktionierender Verdauungstrakt eine der wichtigsten Voraussetzungen für unsere Gesundheit und Lebensqualität.

Darmprobleme machen einen immens großen Teil der alltäglichen Beschwerden des westlichen Menschen aus.

Unser Darm verfügt somit über ein eigenes, ausgedehntes Immunsystem, das unabhängig vom systemischen Immunsystem des Körpers arbeitet. Es müssen jedoch sowohl der Dünndarm, wo die zugeführte Nahrung auf ihre Qualität und Brauchbarkeit hin „beurteilt" wird, als auch der Dickdarm als eigentliches Verwertungsorgan voll funktionsfähig sein. Hier liefert ein pflanzliches Mittel wie Padma Digestin dem Verdauungstrakt wichtige „Steuerimpulse", die gänzlich vom Körper verstanden und genutzt werden können. Der am stärksten toxisch belastete untere Teil des Dickdarms profitiert davon vielleicht am meisten, weshalb man vermuten darf, dass mit dem Padma-Verdauungstonikum auch eine wirksame vorbeugende Maßnahme gegen das Übel Darmkrebs gesetzt werden kann.

Padma Digestin – die Granatapfel-Formel

„Se 'bru" heißt tibetisch Granatapfel (Punica granatum). Seine Samen sind ein Hauptbestandteil im Padma-Verdauungstonikum. Weiters sind Kardamom, Galgantwurzel, Langer Pfeffer und Zimtkassia enthalten.

Bei akuten Beschwerden empfiehlt sich die Einnahme von 1 bis 2 Tabletten bis zu dreimal täglich. Die Einnahme ist mindestens über einen Zeitraum von 3 Monaten sinnvoll. Die Erhaltungsdosis beträgt 1 Tablette morgens. Genommen werden die Tabletten am besten mit heißem Wasser eine Stunde vor dem Frühstück und eine Stunde nach dem Abendessen, das nicht zu spät eingenommen werden sollte.

Die Wirkung von Padma Digestin erstreckt sich auf die ganze Palette von Beschwerden, welche in weitestem Sinn mit einer gestörten und geschwächten Verdauung zu tun haben. Insbesondere gehören dazu auch die Anregung des Appetits bei Essstörungen (sogar Magersucht oder Ess-Brechsucht) sowie die ergänzende Behandlung bei Chemotherapien und chronischer Müdigkeit, die von einer schwachen Verdauung herrührt. Außerdem wirkt Padma Digestin günstig in der Erholungsphase nach Krankheiten (Rekonvaleszenz) und kann kalte Hände und Füße bessern, die ebenfalls oft eine Folge geschwächter Verdauung sind (siehe dazu auch im Kapitel „Weitere Anwendungsmöglichkeiten von Padma 28" über das Raynaud-Syndrom).

Eine „kalte" Verdauung kann nach tibetischer Anschauung sogar die Ursache von Tinnitus (Ohrgeräuschen), Schlafproblemen, Inkontinenz der Blase und Impotenz sein. Sogar bei chronischen Ängsten und Panikattacken (die z. B. lt. chinesischer Medizin ein Problem geschwächter Nieren sind) sowie bei Angina pectoris ist Padma Digestin einen Versuch wert.

Nicht bei zu viel Hitze

Nicht geeignet ist das Padma-Verdauungstonikum bei systemischen „Hitzekrankheiten" wie akutem Fieber, „heißer" (leberbedingter) Migräne, akuten Gichtanfällen, stark erhöhtem Blutdruck und Schwindel sowie lokalen Entzündungen. Diese sind im Gegenteil wieder ein Anwendungsgebiet für die eher kühlende Rezeptur Padma 28 (Padma Basic). Hier zeigt sich deutlich das ausgefeilte Denken der tibetischen Medizin, wo man auf die gesamte „Qualität" einer Krankheit achtet, statt sich auf Einzelsymptome zu konzentrieren. Man könnte fast generell sagen, dass für Personen, die mit Padma 28 keinen Erfolg erzielen oder es für sich als nicht passend empfinden, eine Kur mit Padma Digestin fast immer richtig ist. Sie bringt oft den gewünschten Erfolg, weil auch diese „wärmende" Rezeptur eine recht große Breitenwirkung entfaltet, indem sie den „Ofen" unseres Körpers – sprich die Verdauung – neu anheizt.

Das Syndrom der kalten Nieren

Das Padma Verdauungstonikum wird gemäß tibetischer Medizinlehre nicht nur zur Regulierung von Magen und Darm, sondern auch bei chronischer Schwäche des Urogenitaltraktes und der Nieren („cold kidneys") eingesetzt. Dies kann ständig kalte Hände und Füße, allgemeine Trägheit, Störungen der Sexualorgane (bis zur Unfruchtbarkeit) sowie Anämie zur Folge haben. Oft liegen hier auch Schmerzen im unteren Rücken und Beckenbereich vor.

Lautet die ärztliche Diagnose Reizmagen und/oder Reizdarm ohne organischen Befund und wurden auch Lebensmittelunverträglichkeiten ausgeschlossen, ist eine Kur mit Padma Digestin oft sehr erfolgreich. **Dr. Simon Feldhaus** (Baar) berichtet über die Behandlung eines 26-jährigen Patienten mit einer solchen Störung („Cold kidney disease"). Eine schulmedizinische Therapie konnte nur auf die Symptome zielen (Sodbrennen, Aufstoßen, Blähungen), brachte aber auch nach Wochen keine nachhaltige Linderung. Nach der Gabe von 3-mal 2 Tabletten Padma Digestin über 1 Woche trat beim Patienten eine subjektiv spürbare

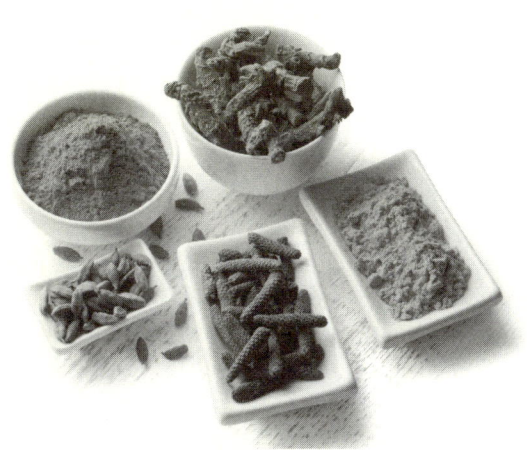

Digestin Kräutermischung

Besserung seines „Bauchgefühls" ein, daher wurde die Dosis auf 2 bis 1-mal 1 Tablette reduziert. Nach weiteren 10 Tagen, an denen er auch Rohkost und kalte Nahrungsmittel vermied, besserte sich sein Zustand weiter. Nach drei weiteren Wochen und der Gabe von 2 Tabletten morgens und 1 bis 2 weiteren bei Bedarf, verspürte der Patient keine Beschwerden mehr. In beruflichen Stressphasen wurde ihm künftig die Einnahme von 2 Tabletten morgens bzw. bei Bedarf verordnet. Eine sichtlich bestehende Leberbelastung wurde ebenfalls positiv beeinflusst.

Dieser Fall zeigt die starke Verflechtung von „Bauch" (Verdauung) und „Hirn" (Stress) sowie den großen Wert einer wärmenden Arznei in solchen Fällen. Die Behandlung des Leidenszustandes erfolgte mit Padma Digestin nicht nur symptomatisch, sondern der gesamte Organismus konnte wieder ins Gleichgewicht finden. Ein Prinzip, das bei allen tibetischen Rezepturen und Methoden oberstes Ziel bleibt. *(Quelle: Factsheet „Reizmagen oder cold kidney disease?" – Dr. Simon Feldhaus, Äskulap-Klinik Brunnen)*

Luzerner

Phytotherapiegespräche

2003

Anlässlich der „3. Luzerner Phytotherapiegespräche" am 23. Oktober 2003 trafen sich internationale Forscher und praktische Ärzte aus den verschiedensten Fachrichtungen, um die Erforschung der Tibetischen Medizin und deren Anwendbarkeit im Westen einer kritischen Analyse zu unterziehen.

Entzündungen stehen im Blickpunkt

Im Zentrum des informellen Austausches stand das entzündliche Geschehen, das an vielen chronischen Krankheiten, insbesondere der Entstehung der Arteriosklerose (Atherosklerose) wesentlich beteiligt ist. Hier setzt sich – wie bereits in vorigen Kapiteln erläutert – immer stärker die Erkenntnis durch, dass es sich bei der sog. Arterienverkalkung primär um einen chronischen Entzündungsprozess handelt.

Bei diesen Entzündungen sind, wie **Prof. Andreas Pospischil** von der Veterinäruniversität Zürich berichtete, auch bestimmte Infektionserreger (z. B. Chlamydien) beteiligt, welche die Gefäßveränderungen fortschreiten lassen.

Der Mediziner **Dr. Markus Exner** vom Institut für Labordiagnostik der Universität Wien bestätigte diese Erkenntnisse und fügte hinzu, dass bestimmte entzündungsfördernde Botenstoffe hier eine tragende Rolle spielen, darunter das CRP (C-reaktives Protein). Dieses aktiviert wiederum ein schädliches Molekül namens E-Selektin, wodurch dann eine Entzündung entsteht. Ein wichtiger Gegner des E-Selektins ist das Enzym Hämoxygenase. Dieses wirkt entzündungshemmend und Dr. Exner konnte nachweisen, dass Padma 28 die Entstehung dieses „guten" Enzyms Hämoxygenase ankurbelt.

An einer Entzündung sind weiters sog. Zytokine beteiligt, die wichtige Immunreaktionen auslösen. Hier konnte die Immunologin **Prof. Dr. Vivian Barak** von der Hadassah-Universität in Jerusalem mit einer Studie anhand von Blutproben der Versuchspersonen zeigen, dass Padma 28 die Produktion solcher schädlichen Zytokine stark herabsetzt, also eindeutig anti-entzündlich wirkt.

Das Geheimnis der tibetischen Kräutervielfalt von Padma 28 liegt somit, wie immer deutlicher hervortritt, in der umfassenden Wirksamkeit gegen Entzündungsprozesse und der Vielfalt von positiven Steuerimpulsen, die der Organismus durch solche pflanzlichen Gemische erhalten kann.

Erfahrungen aus der Praxis

Ebenso wertvoll, wie wissenschaftliche Studien sind letztlich die Erfahrungen, welche Ärzte in ihrer alltäglichen Praxis mit der tibetischen Medizin machen.

Hier berichtete **Dr. Beat Schaub** aus Basel nicht nur über große Erfolge bei arteriellen Verschlusskrankheiten (PAVK) seiner Patienten, sondern er konnte auch über die positiven Wirkungen von Padma 28 bei Muskelkrämpfen und Infektanfälligkeit berichten.

Dr. Simon Feldhaus, Oberarzt der Aeskulap-Klinik in Brunnen, welche auf Komplementärmedizin spezialisiert ist, berichtete von Erfolgen bei Makula-Degeneration (einem schweren Augenleiden), bei Multipler Sklerose und Herzbeutelentzündung. Hier wurden zwar noch andere Naturheilmittel verabreicht, doch waren die positiven Erfolge mit tibetischen Präparaten deutlich auszumachen.

Andere Diskussionsteilnehmer dieser Veranstaltung berichteten von guten Erfahrungen bei Restless Legs (Syndrom der unruhigen Beine) und Fibromyalgie (generelles Muskelschmerz-Syndrom), z. B. in Verbindung mit der Gabe von L-Carnitin.

Der erfahrene Mediziner **Dr. Reto Brignoli** hatte sich zusammen mit **Prof. Dr. Reinhard Saller,** Professor für Naturheilkunde an der Universität Zürich, um eine Gesamtauswertung der bisher vorliegenden Studien über Padma 28 und arterielle Verschlusskrankheiten (PAVK) bemüht. Diese ergab, dass bei 444 erfassten Patienten im Durchschnittsalter von 63 Jahren sich eine mittlere Zunahme der maximalen schmerzfreien Gehstrecke um rund 93 % durch Padma 28 zeigte. Die Verträglichkeit der Rezeptur war dabei ausnehmend gut. Das Nutzen-Risiko-Verhältnis ist für diese tibetische Formel somit äußerst günstig, wozu auch noch der wissenschaftlich belegte Hintergrund kommt.

2005 fand im Völkerkundemuseum der Universität Zürich ein medizinisch-wissenschaftlicher Kongress zum Thema „Tibetische Heilmittel bei chronischen Erkrankungen" statt. Experten aus der Schweiz und Österreich berichteten über ihre Erfahrungen mit tibetischer Medizin bei den unterschiedlichsten Erkrankungen. **Dr. Tsewang Tamdin** vom Men-Tsee Khang in Dharamsala, hielt bei dieser Gelegenheit fest, welche Vorteile die Verbreitung der tibetischen Medizin im Westen auch für Tibet und Indien hat. Mag ihre Anerkennung in der gesamten Welt noch ein ferner Traum bleiben, so könne sie sich doch mithilfe westlicher Forschung fachlich besser etablieren, sich weiter entwickeln und so immer mehr Hilfe suchende Menschen erreichen.

Häufig gestellte Fragen

In diesem Kapitel finden Sie Hinweise und Antworten auf Fragen, die häufig in Zusammenhang mit der Anwendung von Padma 28, Padma Lax und anderen Padma-Formeln auftauchen.

Beachten Sie bitte, dass nunmehr die Produktion von gepressten Kräutertabletten generell auf Kapseln umgestellt wurde. Restmengen an Tabletten können noch im Handel sein und sind bis zum Ablaufdatum auch qualitätsmäßig einwandfrei. **Bei der Einnahme entspricht eine Tablette immer einer Kapsel.** Die Kapseln bestehen aus medizinischer Gelatine, sind daher nicht für Veganer geeignet. Man kann sie aber leicht öffnen (dazu beide Hälften gegeneinander drehen). Dies gilt auch in Fällen, wo das Schlucken der Kapsel Probleme bereitet. Vermischen Sie dazu das Kräuterpulver auf einem Löffel mit etwas Wasser und nehmen es dann mit genügend Flüssigkeit ein. Mit der Umstellung auf Kapseln wurde einem vielfachen Konsumentenwunsch entsprochen und es kann nun auf jegliche Tablettierhilfsmittel verzichtet werden (z. B. Sorbitol, was etwa Personen mit einer starken Fructose-Unverträglichkeit zugutekommt).

Alle Padma-Mittel sind für Diabetiker geeignet. Sie enthalten keine Laktose (Milchzucker) und kein Gluten (wichtig bei Zöliakie).

Wie wird Padma 28 richtig dosiert und eingenommen?
Bei bestehenden Beschwerden werden anfangs 3-mal 2 Tabletten mindestens 30 – 45 Minuten vor den Mahlzeiten eingenommen. Sobald eine merkliche Besserung eintritt, kann die Dosis auf 3-mal 1 Tablette reduziert werden. Als Nahrungsergänzung bzw. Erhaltungsdosis nimmt man 1 – 2-mal täglich 1 Tablette mindestens über 6 Monate und länger ein. Unerwünschte Wirkungen sind auch bei Langzeitanwendung nicht bekannt.

Nach den Prinzipien der Tibetischen Medizin sollte man pflanzliche Medikamente bei der Einnahme auch riechen und schmecken. Dies entspricht nicht dem generellen Empfinden unseres Kulturkreises. Es ist für die Wirkung auch nicht unbedingt erforderlich, und die neue Herstellung in Kapselform kommt dem entgegen. Sollte Ihnen die Einnahme auf nüchternen Magen absolut widerstehen, kann ein Mittel auch mit dem Essen genommen werden. Dies ist sicher besser, als ganz auf eine Therapie zu verzichten. Halten Sie jedoch zu anderen Medikamenten einen Abstand von eineinhalb bis zwei Stunden ein.

Wie lange soll ich Padma 28 einnehmen?
Wie Sie nun wissen, wirken viele tibetische Kräuterarzneien langsamer, dafür aber auf Dauer effektiver und tief gehender als chemische Akutmedikamente. Dies bietet für den Körper einige Vorteile, erfordert jedoch etwas Geduld bei der Einnahme.

Sie werden selbst merken, wann eine Besserung eintritt und welche Dosis erforderlich ist, diese aufrechtzuerhalten. Es könnte auch sein, dass Ihnen die Einnahme plötzlich widerstrebt, dann hören Sie auf Ihr Körpergefühl. Eine Besserung sollte nach 3 – 4 Wochen wahrnehmbar sein. Allerdings kann eine solche bei lange bestehenden chronischen Beschwerden (z. B. Arteriosklerose oder Folgeerscheinungen von Diabetes) auch erst nach 3 – 6 Monaten (in Einzelfällen sogar noch länger) auftreten. Padma 28 können Sie bedenkenlos über lange Zeit einnehmen. Sie sollten darüber jedoch Ihren Arzt/Heilpraktiker informieren.

Gibt es Nebenwirkungen bzw. Wechselwirkungen mit anderen Medikamenten?
Nach allen bisher bekannten Fakten beeinflusst oder verändert Padma 28 die Wirkung anderer Medikamente oder Naturheilmittel nicht. Auch diese sollten aber zeitversetzt genommen werden (siehe oben).

An Begleiterscheinungen wurden fallweise leichtes Aufstoßen, Völlegefühl oder leichte Verstopfung beschrieben. Dies ist meist durch genügendes Trinken zu beheben. In Einzelfällen war die Einnahme von Padma 28 wegen unüberwindlicher Abneigung nicht möglich (wobei nun die Einnahme in Kapseln eine Alternative darstellt). Denken Sie aber auch daran, dass unsere verwöhnten Geschmacksnerven oft einfach alles Ungewohnte ablehnen.

Bei einigen Naturheilmitteln kann deren positive Wirkung (z. B. auf den Kreislauf) sich mit Padma 28 durchaus potenzieren. Um die Wirkung objektiv zu beurteilen, wäre die alleinige Anwendung von Padma-Formeln vorzuziehen, bis der Wert der jeweiligen Therapie feststeht. Wird gleichzeitig Homöopathie angewendet, so kann der in Padma 28 enthaltene natürliche Kampfer als Antidot deren Wirkung möglicherweise abschwächen.

Ich bin Diabetiker(in). Darf ich Padma 28 einnehmen?

Wie schon weiter oben erwähnt, gibt es keine Gegenanzeigen. Praxiserfahrungen zeigten sogar einen sehr positiven Effekt von Padma 28 auf die Begleiterscheinungen der Zuckerkrankheit vom Typ 1 und 2. Teilen Sie jedoch die Einnahme immer Ihrem behandelnden Arzt mit, da Dosisänderungen bei verordneten Medikamenten nötig sein können. Sogar eine Reduktion der Insulingaben war fallweise möglich (siehe dazu im Kapitel „Fallberichte …").

Was ist in Schwangerschaft und Stillzeit zu beachten?

Bisherigen Untersuchungen zufolge besteht kein Grund, in dieser Zeit auf Padma 28 zu verzichten. Beachten Sie die Regel, genügend zu trinken und konsultieren Sie im Zweifelsfall Ihren Arzt bzw. informiertes Fachpersonal.

Padma Lax soll in der Schwangerschaft und Stillzeit aus Sicherheitsgründen nicht angewendet werden. Angaben zu den übrigen Formeln finden sie in der Packungsbeilage.

Kann Padma 28 auch Kindern gegeben werden?

Padma 28 kann schon Kleinkindern gegeben werden. Die Dosierung richtet sich nach dem Alter bzw. Gewicht (halber bzw. ganzer Inhalt einer Kapsel). Bei Beschwerden gibt man 2–3-mal täglich den Inhalt 1 Kapsel, unter 4 Jahren entsprechend weniger. Mischen Sie das Kräuterpulver in einen Löffel Brei oder Obstmus. Es gibt jedoch auch Berichte, wonach Kindern sogar der Geschmack des herben Kräuterpulvers nichts ausmachte. Sie haben oft ein sehr feines Gespür dafür, was sie brauchen und ihnen hilft. Lehnt Ihr Kind die Gabe absolut ab, oder reagiert darauf negativ (z. B. vermehrtes Schwitzen oder Unruhe, die nicht in Zusammenhang mit einer Heilreaktion stehen), so nehmen Sie dies zur Kenntnis und verzichten ev. auf die Therapie. Was für viele gut ist, muss dennoch nicht für alle richtig sein. **Beachten Sie auch, dass die Gabe von Kapseln bei Kleinkindern zu vermeiden ist. Verwenden Sie nur das Pulver!**

Wie werden Padma Lax und die neuen Padma-Formeln eingenommen?
Hinweise zur Einnahme von Padma Lax finden Sie im entsprechenden Kapitel, ebenso zu den „neuen" Formeln. Lesen Sie auch deren Beipacktexte sorgfältig durch. Manche Rezepturen sollen Kindern unter 12 Jahren (mangels ausreichender Praxiserfahrung) nicht gegeben werden. Oft wird die Einnahme mit abgekochtem, warmem Wasser empfohlen, da dies die Wirkung am besten unterstützt. Das schluckweise Trinken von warmem Wasser, welches zuvor 10 Minuten lang mit einer Prise Ingwer abgekocht wurde, wird in der indischen und tibetischen Medizinlehre generell als Mittel zur Reinigung und Gesunderhaltung des Körpers empfohlen.

Soll ich bestimmte Ernährungsrichtlinien beachten, solange ich tibetische Arzneien einnehme?
Im Originaldokument der Badmajews wird empfohlen, während der Einnahme tibetischer Kräutermittel folgende Dinge zu beachten:

- tierische Fette (fettes Fleisch, Schmalz, Vollmilch, große Mengen Butter) sind möglichst zu meiden,
- raffinierter Zucker ist einzuschränken,

- der Verzehr von Milchprodukten direkt nach Fleischmahlzeiten ist zu vermeiden, ebenso sollen rohes Obst, Gemüse und deren Säfte eingeschränkt und speziell bei kühler Witterung nicht gegessen werden.

Günstig ist das Trinken von reinem temperiertem Quellwasser bzw. abgekochtem Wasser und ein mäßiger Genuss angesäuerter Milchprodukte (Naturjoghurt, Kefir, Sauermilch mit lebenden Bakterienkulturen).

Wo sind Padma 28, Padma Lax und die neuen Padma-Formeln erhältlich?

Deutschland:
Padma 28 und Padma Lax gelten als Importarzneimittel und sind gegen ärztliches Privatrezept über jede Apotheke zu bestellen. Die neuen Padma-Formeln können via Apothekenbestellung über Schweizer Drogerien bezogen werden (siehe unter www.padma.ch oder in der Adressliste zu diesem Buch). Die Version „Padma Basic" (ohne Aconit) kann von österreichischen Apotheken geliefert oder via Internet bestellt werden. Ebenso die übrigen in Österreich als Nahrungsergänzung erhältlichen Formeln.

Österreich:
Padma 28 ist in Österreich nur als „Padma Basic" im Handel, das Padma-Verdauungstonikum als „Padma Digestin", das Nerventonikum als „Padma Nervotonin" und seit 2011 auch das Leber-Regulans als „Padma Hepaten". Alle vier Formeln sind als Nahrungsergänzungen zugelassen, dürfen somit keine medizinischen Angaben enthalten, sie entsprechen aber den Schweizer Produkten. Sie sind frei über alle Apotheken und viele Reformdrogerien erhältlich. Padma Lax ist apothekenpflichtig und auch die übrigen Formeln können Sie via Apotheke oder über einige Schweizer Drogerien bestellen.

Schweiz:
Padma 28 und Padma Lax werden in Apotheken und Drogerien frei verkauft. Die neuen Formeln sind im Kanton Appenzell Ausserrhoden erhältlich, für die übrige Schweiz auch im Versandweg. Padma 28 ist unter der Bezeichnung „Padmed Circosan" sowie Padma Lax als „Padmed Laxan" auch kassenzulässig und kann ärztlich verschrieben werden.

In Italien ist auch das Padma Leber-Regulans als „Padma Hepaten" im Handel, weiters die Magenbrennen-Formel als „Padma Aciben". Zur Situation in anderen Ländern siehe unter www.padma.ch. Die englische Version von Padma Basic („Padma Potentilla Formula") ist auch via Internet erhältlich.

Hinweis: Es befinden sich diverse Plagiate von Padma 28 („tibetische Kräuterkapseln") im Internethandel, welche in Qualität, Zusammensetzung und Wirkung fraglich sind. Vertrauen Sie auf die Originale!

Broschüren, Infos und wissenschaftliches Studienmaterial (im Fachbereich) erhalten Sie über:

Padma AG, Wiesenstraße 5, 8603 Schwerzenbach
Tel.: (0041) (0)44-343-44 44, Fax 45
E-Mail: mail@padma.ch
www.padma.ch
(für Ö, D und CH)

Informationen für Österreich:
Padmaforum für Tibetische Medizin – Hennrich-PR
Bergmillergasse 6/35, 1140 Wien
Tel.: (0043)-(0)1-879 99 07
E-Mail: office@hennrich-pr.at
www.hennrich-pr.at
Hotline für Broschürenbestellung: (0043)-(0)664-106 42 04
(9 – 17 Uhr)

Fallberichte –

so hat Padma 28

mir geholfen

Fast 10 Jahre lang fungierte auf ARD die Nachmittags-Talkshow „Fliege" einmal wöchentlich als Botschafter sanfter, natürlicher Heilungswege. „Fernsehpfarrer" Jürgen Fliege diskutierte zusammen mit interessanten Gästen die unterschiedlichsten naturheilkundlichen Themen. Nicht nur betroffene Patienten, auch namhafte Experten, Ärzte und Heiler kamen zu Wort. „Sanfte Medizin bei Fliege" war sogar für mich der letzte Anstoß, dieses Buch zu schreiben.

Es begann bei Fliege

Anfang 1998 war erstmals die Tibetische Medizin Gegenstand einer „Fliege-Sendung". Als Gäste begrüßte der Moderator neben Filmregisseur Franz Reichle, dem Produzenten des Dokumentarfilms „Das Wissen vom Heilen" und dem Wiener Biophysiker Dr. Herbert Schwabl auch **Herrn Wolfgang B.**, der schwer an Koronarsklerose (Verkalkung der Herzkranzgefäße) erkrankt war.

Drei Bypässe hatten die Ärzte ihm schon gelegt und ihn danach in Frührente geschickt. Die Tibetische Medizin wurde sein Rettungsanker.

Vom Krankenbett aufs Fahrrad

An die Fortsetzung seiner Arbeit als Rohrleitungsverleger war für Herrn B. unter den geschilderten Umständen natürlich nicht mehr zu denken. Trotz Erholung verschlechterte sich sein gesundheitlicher Zustand rapide. Die gelegten Herz-Bypässe verstopften immer wieder. Als letzte Möglichkeit wurde ihm eine hochriskante Laserbehandlung oder gar Herztransplantation in Aussicht gestellt. Herr B. war verzweifelt.

Da informierte ihn die Tochter eines Bekannten, die den Film „Das Wissen vom Heilen" gesehen hatte, über Padma 28. Obwohl er ein erklärter Anhänger der Schulmedizin war, entschloss sich Herr B. zu einem Versuch. Und tatsächlich: Nach ca. zwei Monaten ließen seine Herzschmerzen nach, und schließlich konnte er wieder eine zweistündige Wanderung unternehmen. Heute geht Herr B., wie er sagt, „fast jeden Tag ein paar Kilometer zum Einkaufen" und fährt bis zu 25 Kilometer mit dem Fahrrad. Sein Kardiologe konnte das Ergebnis nicht fassen und fragte Herrn B., ob er seinen Zwillingsbruder geschickt habe. Von Padma 28 hatte der Arzt noch nie gehört und hielt es auch nicht für effektiv, da „nur Bayer und Höchst die richtigen Medikamente haben …"

Und noch einmal Fliege

Dieselbe Fernsehsendung, in welcher Herr B. seine Genesung schilderte, wurde auch für **Herrn Hermann H.** zum Wendepunkt. Nach drei Herzinfarkten ging es mit ihm trotz guter medizinischer Behandlung samt Bypass-Operation steil bergab. Bei „Fliege" hörte er von Padma 28 und besorgte sich dieses tibetische Heilmittel. Schon nach einigen Wochen brauchte er kein Nitrospray mehr, und auch seine Blutwerte lagen wieder im optimalen Bereich. Diese Besserung war anhaltend.

Dass die Tibetische Medizin in Europa erstmals einem größeren Publikum bekannt wurde, verdankt sie einem Mann, der eigentlich für ein ökologisches Projekt nach Ostsibirien ging: **dem Schweizer Filmregisseur Franz Reichle.** Als er später in Klöstern über den Buddhismus recherchierte, stieß er dort auf die alte Tibetische Medizin, und schnell war ihm klar: „Das ist kein Hokuspokus".

Zwar fand er erst im Zuge seiner Nachforschungen für den Film „Das Wissen vom Heilen" ausgerechnet zurück in seine Heimat, zur Schweizer Firma Padma AG, doch hatte er schon zuvor am eigenen Leib die erstaunliche Wirksamkeit tibetischer Kräuterpillen erfahren.

Nierenkolik und Ruhr besiegt

1994 traten bei Franz Reichle in Moskau schwere Nierenprobleme auf, doch statt in der amerikanischen Klinik, ließ er sich von einem tibetischen Arzt behandeln. Zurück in der Schweiz, zeigten aktuelle Röntgenaufnahmen keinerlei Nierenschädigung mehr.

Im selben Jahr erkrankte Reichle in Indien an der Ruhr, die er mit nur einer einzigen tibetischen Juwelenpille kurierte. Diese stoppte innerhalb eines Tages den Durchfall, und eine Woche später waren alle Anzeichen der Krankheit beseitigt. Franz Reichle lernte durch die Produktion seines Dokumentarfilms nicht nur, den sanften Rhythmus der buddhistischen Lebensweise zu verstehen, er weiß heute: „Alles hat seine eigene Qualität – auch in der Medizin."

(Die hier geschilderten Fälle sind genauer nachzulesen in dem Buch „Sanfte Medizin bei Fliege – alles ist möglich" – siehe Literaturangaben.)

Auch Sat 1 berichtete

Am 18. März 2002 behandelte der TV-Arzt Samuel Stutz in seiner Sendung „1x täglich" das Thema Tibetische Medizin. Im Studio außerdem: Dr. Ruedi Andres von der Stadelhofen-Apotheke Zürich, sowie **Frau Rosmarie S.**, Arteriosklerose-Patientin. Nach einigen grundlegenden Erklärungen von Dr. Andres zur Kräuterrezeptur Padma 28 schilderte Frau S. ihre Krankengeschichte:

Sie war wegen eines Gefäßverschlusses am rechten Bein seit 1997 dreimal operiert worden. Trotzdem schritt die Arteriosklerose unbarmherzig fort, eine Amputation des Beines drohte. Der rechte Fuß zeigte keinen Puls mehr, er war weiß und kalt, das Gehen kaum noch möglich.

Die Patientin begann daraufhin in Eigeninitiative mit der Einnahme von Padma 28. Nach ca. 4 Monaten trat eine nachhaltige Besserung ein. Heute fühlt sich das Bein warm an, der Fußpuls ist deutlich spürbar. Frau S. kann wieder längere Spaziergänge unternehmen. Die Kosten für das Mittel wurden von der Kasse übernommen, da Padma 28 in der Schweiz auf der Spezialitätenliste steht. *(Quelle: www.padma.ch)*

Diabetes mellitus – durch Padma 28 gebessert

Auf dem Tibetischen Medizinkongress in Washington 1998 hatte **Dr. Dorjee Rabten Neshar** vom Tibetischen Medizinzentrum Bangalore (Indien) erläutert, wie tibetische Ärzte Diabetes erfolgreich mit Kräutern therapieren. Doch auch Padma 28 kann, wie die Praxis zeigt, durch sein antioxidatives Potenzial dazu beitragen, Diabetes mellitus – vor allem vom Typ II = „Alterszucker" –, der oft zusammen mit Durchblutungsstörungen auftritt, unter Kontrolle zu bringen. (Sprechen Sie aber bitte jeden diesbezüglichen Versuch unbedingt mit Ihrem behandelnden Arzt ab.)

Padma 28 fördert die Wundheilung

Auf meinen Leseraufruf hin erreichten mich zum Thema Diabetes zwei interessante Zuschriften. Im ersten Fall berichtete mir **Herr K. aus G.** über die Heilung einer Beinwunde seiner an Diabetes erkrankten Gattin im Jahre 1998.

Diese hatte sich an der großen Zehe eine Blase gelaufen, welche sich aufgrund hoher Blutzuckerwerte zu einer offenen Wunde entwickelte, die über Monate nicht heilte. Die Durchblutung des ganzen Beines wurde immer schlechter, weshalb sogar eine Amputation erwogen wurde.

Nachdem Herr K. in der Sendung „Fliege" von Padma 28 erfahren hatte, begann seine Gattin unverzüglich mit der Einnahme. Nach den ersten 400 Stück meinte Frau K., sie habe nun keine kalten Füße mehr. Die kapillare Durchblutung funktionierte also wieder, und die Wunde am Fuß begann sich langsam zu schließen. Nach der Einnahme von ca. 800 Stück Padma 28 und einer Behandlungszeit von ca. 7 Monaten war die Zehe völlig abgeheilt. Frau K.s Hausärztin traute ihren Augen nicht – sie hatte mit einer Amputation gerechnet. *(Die medizinischen Befunde dieses Falles liegen der Autorin in Kopie vor.)*

Padma 28 hat mein Leben schöner gemacht

Im zweiten Fall schreibt **Herr H. aus M.**, er habe als insulinpflichtiger Diabetiker im Oktober 2001 mit der Einnahme von Padma 28 begonnen. Schon Anfang Dezember begannen seine Zuckerwerte langsam zu sinken, mit dem Ergebnis, dass Herr H. nun pro Tag 5 – 7 Einheiten Insulin weniger spritzen muss.

„Padma 28", sagt er, „hat mein Leben schöner gemacht, da kleine Ernährungssünden wie ein Stück Kuchen oder Schokolade meine Werte fast gar nicht mehr beeinflussen ..." *(Originalbrief an die Autorin)*

Weltweit nehmen die Fälle von Diabetes-Erkrankungen – vor allem des Typs II („Altersdiabetes") rasant zu. Experten sprechen bereits von einer „Diabetes-Epidemie", wollen jedoch die wahren Ursachen (Übergewicht und Fehlernährung, Genussgifte, Bewegungsmangel ...) oft ebenso wenig zur Kenntnis nehmen, wie die Patienten selbst. Die diabetischen Folgeerkrankungen wie periphere Durchblutungsstörungen („diabetischer Fuß"), Augenprobleme oder Nervenschädigungen (Polyneuropathien) stellen Ärzte vor zusätzliche Herausforderungen in der Therapie. Diese soll an den Wurzeln ansetzen und möglichst breit gefächert sein. Eine ganzheitliche Vorgehensweise ist hier immer gefordert.

In einer Praxisstudie konnte die Schweizer Allgemeinärztin **Dr. Doris von Muralt Portmann** (Worb) den großen Wert einer Therapie mit Padma 28 (Padmed Circosan) bei Parästhesien (Lähmungen, Taubheit) und Schmerzen in Zusammenhang mit Diabetes aufzeigen. Diese sind meist durch eine starke

Nervenschädigung verursacht. Verletzungen werden dann zu spät entdeckt und weiten sich zu Entzündungen aus, die durch Gewebstod bis zur Amputation von Gliedmaßen führen können. In der Studie zeigte sich bei 2 Patienten unter Gabe von Padma 28 (3-mal 2 Tabletten täglich) nach 6 Wochen eine deutliche Besserung der Beschwerden. Danach wurde auf eine Erhaltungsdosis von 3-mal 1 bzw. 2-mal 1 Tablette reduziert, worauf die Symptome ganz verschwanden und auch nach 13 Monaten nicht wieder auftraten.

Hilfe bei unruhigen Beinen

Durch einen Zufall lernte ich **Frau Milena B. aus St. G.** in Kärnten kennen. Sie rief mich an und beglückwünschte mich zu einem Artikel, den ich für eine Zeitschrift verfasst hatte. Zugleich jedoch war ich hier auf eine äußerst interessante „Padma-Kundin" gestoßen, die sich gerne bereitfand, ihre persönliche Erfahrung mit Padma 28 an meine Leser weiterzugeben. Sie schrieb mir:

„Bei der ersten Schwangerschaft 1960/61 habe ich das erste Mal eine ungewohnte Unruhe in den Beinen gespürt. Auf ärztliche Hilfe konnte ich nicht rechnen. Mein Hausarzt – wir lebten damals in der Schweiz – konnte mir nicht helfen. Erst der Apotheker in dem Ort, in dem wir damals wohnten, empfahl mir, es doch mit Padma 28 zu versuchen. Das war Mitte 1986! Eine sehr spürbare Besserung war die Folge.

Padma 28 nehme ich bis heute. Am Morgen 2 Tabletten vor dem Essen und am Abend 3 (manchmal 2) allerdings nicht vor dem Essen, sondern vor dem Schlafengehen. Hie und da gibt es noch Unruhe, aber kein Vergleich zu früher, als ich noch kein Padma nahm ..." *(Originalschreiben an die Autorin vom 6. 12. 2003)*

Besonders wichtig scheint mir in diesem Fall: Frau B. nimmt Padma 28 seit nunmehr über 20 Jahren ein – ohne jede unerwünschte Wirkung, wie sie mir sagte. Wenn sie aufhört, nimmt die Unruhe in den Beinen sofort wieder zu. Dies ist wohl ein sehr schlagender Beweis für die Unschädlichkeit dieser tibetischen Rezeptur, selbst bei Langzeiteinnahme.

Die sog. Unruhigen Beine („restless legs") sind ein in der Schulmedizin lange bekanntes Beschwerdebild, das meist mit Gaben von Vitamin B und Magnesium behandelt wird. Eine allgemein wirksame Therapie existiert bisher nicht. Auch über die wahren Ursachen wird in Medizin und Forschung noch immer diskutiert.

Ein ähnlich verbreitetes Phänomen sind schmerzhafte Muskelkrämpfe der Extremitäten bei älteren Patienten. Auch hier bringt der ärztlichen Erfahrung nach die Einnahme von Padma 28 in bis zu 80 % der Fälle eine deutliche Linderung.

Fall einer möglichen Unverträglichkeit von Padma 28

Padma 28 ist sicher eines der bestverträglichen Produkte auf dem Sektor der geprüften pflanzlichen Heilmittel. Dennoch kommen offenbar vereinzelt Unverträglichkeiten vor.

So teilte mir **Herr Günther R. aus Deutschland** per E-Mail mit, er habe mit Padma 28 Nebenwirkungen (u. a. Herzklopfen) verspürt, welche er (da das Schweizer Präparat verwendet wurde) auf den Bestandteil Aconitum zurückführt, was eigentlich nicht sein kann. Ebenso berichtete Herr R. von starker Verstopfung, sodass er Padma 28 schließlich wieder absetzte. Möglich, dass hier eine gewisse Überempfindlichkeit vorlag. Die Verstopfung könnte auch eine Folge von nicht ausreichendem Trinken gewesen sein.

In der ärztlichen Praxis wurden bisher nur extrem selten solche Begleitwirkungen beobachtet, eher kam es nach der Einnahme von Padma 28 vereinzelt zu Aufstoßen bzw. leichten Magenproblemen. Dennoch muss man die Situation jedes Patienten ernst nehmen. Leider wird es immer wieder Einzelfälle geben, in denen die Einnahme selbst eines so gut verträglichen Präparates wie Padma 28 nicht möglich scheint. Es sollte jedoch mithilfe eines Arztes/Heilpraktikers immer sorgfältig nach anderen Ursachen oder unerkannten Beschwerden geforscht werden, um dann nochmals das Für und Wider der Einnahme abzuwägen. Es könnte auch sein, dass Herr R. zu jenen Patienten gehört, die eher eine „kühlende" Rezeptur wie Padma Digestin (siehe dort) benötigen. Um dies zu beurteilen, wurde mir der Fall jedoch nicht genau genug geschildert.

Gefäßverschlüsse in den Beinen gebessert

Ebenfalls **per E-Mail** berichtete mir **Frau Lucie P. aus Deutschland** über den Erfolg einer hochbetagten Verwandten mit Padma 28 bei Gefäßverschlüssen in den Oberschenkelarterien. Sie schrieb mir:

„Die 81-jährige Verwandte, die Padma nun schon seit vielen Jahren nimmt, ist sehr zufrieden. Obwohl sie eher sportlich, klein und schlank ist, bildeten sich mehrere Beinverschlüsse, eine Dilatation *(Dehnung/Erweiterung, Anm. d. ˜A.)* war nicht möglich. Nun nach Jahren hat sie versuchsweise eine Weile Padma abgesetzt und stellt fest, dass die Beschwerden nicht sofort wieder einsetzen. Im Gegenteil, sie empfindet momentan eine gewisse Leichtigkeit im Gehen. Dennoch wollte sie vorsorglich neue Tabletten haben …"

Ein Fall unter zahlreichen anderen, mit ähnlich günstigem Verlauf.

Tibetische Medikamente

im Westen

Qualitätssicherung und

Zukunftsperspektiven

Soll der Brückenschlag zwischen östlichen Heilweisen und westlicher Medizin gelingen, müssen Wege gefunden werden, die Qualität und Wirksamkeit tibetischer Arzneimittel in standardisierten Verfahren zu testen. Daran führt auf Dauer kein Weg vorbei. So sieht es auch S. H. der Dalai Lama, wie er bei seinen zahlreichen Besuchen im Westen immer wieder betont hat.

Im Einklang mit der Moderne

Die arzneilichen Rezepturen der Firma Padma AG werden in der Praxis laufend klinischen und experimentellen Studien unterzogen. Solche Versuchsreihen bilden die wissenschaftliche Basis für eine breite Anwendung tibetischer Medikamente im Rahmen der etablierten westlichen Medizin. Der Wiener Biophysiker und nunmehr Verwaltungsdirektor der Padma AG, Dr. Herbert Schwabl, formulierte das Unternehmensziel in einem Radio-Interview für den Sender Freies Berlin folgendermaßen: „Wir wollen ja nicht das Fremde bringen als etwas Fremdes, sondern wir wollen es so bringen, dass es hier ganz real benutzbar wird vom Patienten aber auch vom Arzt".[38]

Vorurteile und Klischees gilt es zu vermeiden. Das ist einer der Punkte, auf welchen die Firma Padma ihr Augenmerk richtet. Die tibetische Medizin soll nicht als abstraktes Mysterium begriffen werden, sondern als etwas, was auch „unter dem kalten wissenschaftlichen Blick" noch funktioniert. Nicht der Placebo-Effekt oder irgendeine fremde Spiritualität bringt die Heilerfolge tibetischer Arzneien hervor. Vielmehr halten diese, wie die Praxis zeigt, auch nüchternen schulmedizinischen Untersuchungen stand. Dem Gedanken der Ganzheitlichkeit tut das keinen Abbruch, denn: Ganzheitliches Denken existiert überall – im Westen wie im Osten. Keineswegs kann es darum gehen, irgendeine „neue" Medizin, nämlich die tibetische, in den Westen zu bringen, sondern es gilt die reale Anwendbarkeit dieses alten Systems in einem anderen Kulturkreis unter Beweis zu stellen. Oder, wie

S. H. der Dalai Lama sich inhaltlich auszudrücken pflegt: Man muss kein Buddhist sein, damit einem die tibetische Medizin hilft. Wenn sie wirkt, dann überall und selbst unter widrigen Umständen.[39]

Das Problem der Qualitätssicherung von Arzneimitteln ist in westlichen Ländern vorrangig zu behandeln. Ein Patient, der Hilfe und Heilung sucht, hat ein Recht darauf, genau zu wissen, was er einnimmt beziehungsweise ob eine Arznei unter kontrollierten Bedingungen hergestellt wurde. Auch diesem Aspekt versucht die Padma AG entsprechend Rechnung zu tragen.

Strenge Qualitätskontrollen

Das für alle Padma-Mittel verwendete Rohmaterial entspricht international gültigen Standards. Hinsichtlich Reinheit, Inhaltsstoffen und Schadstoffbelastung sind gewisse Mindestanforderungen zu erfüllen (Arzneibuch- beziehungsweise Lebensmittelbuchqualität). Der Pestizidgehalt von Pflanzen und Pflanzenteilen, ein möglicher Bakterien- oder Schimmelpilzbefall sowie der Schwermetallgehalt werden ständig kontrolliert. Beim geringsten Anzeichen einer Belastung wird das Material vernichtet.

Die Verwendung von Farb- und Konservierungsstoffen oder künstlicher Stabilisatoren ist bei der Herstellung von Padma-Kräuterrezepturen verpönt.

Da künftig nur noch gemahlenes Kräuterpulver in Kapseln erzeugt wird, kann auch auf Tablettierhilfsstoffe verzichtet werden.

Zu alldem kommt – was eben bei tibetischen Medikamenten unabdingbar ist – eine Sinnesprüfung: Geruch, Geschmack und Gesamteindruck der Endprodukte sollen ja zugleich den Anforderungen der traditionellen Tibetischen Medizin genügen. Und das tun sie tatsächlich, wie die positiven Urteile tibetischer Ärzte bestätigen, welche die Produktionsmethoden der Padma

AG vor Ort begutachtet haben. Man überlegt sogar, diese international anerkannten „Richtlinien für die gute Herstellungspraxis" (Good Manufactoring Practice = GMP) vermehrt auch in Indien zur Anwendung zu bringen, um die Akzeptanz tibetischer Arzneimittel weltweit zu erhöhen. Dadurch wird es in Zukunft möglich sein, tibetische Präparate sicher und qualitätskontrolliert einer breiten Bevölkerungsschicht zur Verfügung zu stellen. Insofern leisten die internationalen Forschungen einen wichtigen Beitrag für das Überleben und den Fortbestand der alten tibetischen Medizinkultur.[40]

Kein Quecksilberproblem

Bedauerlicherweise ging 2001 ein Fall von Quecksilberbelastung in ungeprüften „tibetanischen Pillen" durch die Schweizer Medien. Schlecht recherchierte Presseberichte gaben verunsicherten Konsumenten Anlass zur Vermutung, diese Gefahr könnte auch auf Padma 28 zutreffen. Abgesehen von der Tatsache, dass Padma-Mittel keinerlei metallische Bestandteile enthalten, hat es die Padma AG immer als ihre Aufgabe gesehen, tibetische Rezepturen westlichen Sicherheits- und Qualitätsstandards anzupassen. Denn, so Dr. Herbert Schwabl: „Es genügt nicht, die traditionelle Tibetische Medizin einfach als Selbstbedienungsladen für westliche Bedürfnisse zu betrachten, wir müssen auch wissenschaftliche Übersetzungsarbeit leisten ..."

Diese seriöse Vorgehensweise ist für alle Padma-Mittel absolut gesichert, und die Wirkung befriedigt. „Bei fehlender Wirksamkeit", so Dr. Schwabl, „gäbe es wohl auch keine Nachfrage. Das Vertrauen in die alternativen Heilmittel ist generell gewachsen". Die Wirkstoffe einer Padma-Rezeptur werden zwischen jedem Arbeitsschritt erneut geprüft: „Fünfmal ins Labor und zurück", umschreibt es Dr. Schwabl. Das schlägt sich zwar im Preis nieder, schützt aber die Konsumenten vor Gesundheitsschäden, welche durch die Einnahme von Plagiaten oder Internetprodukten fraglicher asiatischer Herkunft auftreten können.

Kurze Geschichte der Padma AG

1965 Peter Badmajew, Nachfahre einer berühmten mongolisch-burjatischen Ärztefamilie, bringt eine Sammlung tibetischer Rezepturen aus dem Nachlass seines Vaters durch den Eisernen Vorhang in den Westen. In der Schweiz übergibt er diese Papiere dem Pharma-Manager Karl Lutz, der sich schon länger für das Thema interessiert. Zusammen erarbeiten sie die erste (und bisher einzige) Indikationsliste für tibetische Arzneimittel im Westen. Einige Rezepturen werden probeweise hergestellt und von Schweizer Ärzten angewendet. Karl Lutz gibt seinen Kräutermixturen den Namen „Padma", in Anlehnung an das tibetische Wort für Lotos. Das 28. Rezept der Reihe sorgt aufgrund seiner durchschlagenden Wirkung für Aufsehen.

1969 Ermutigt durch das positive Echo aus Ärztekreisen, gründet Karl Lutz das Unternehmen Padma AG in Zürich, wo mit der Herstellung zweier tibetischer Arzneien nach strengen Qualitätsrichtlinien begonnen wird.

1970 Die Rezeptur Nr. 179 („Padma Lax") wird von der IKS (= Interkantonale Kontrollstelle für Heilmittel) zum Verkauf freigegeben.

1978 Freigabe von „Padma 28". Die Nummerierung der Arzneien folgt der alten Rezeptliste.

1994 Karl Lutz, inzwischen schwer erkrankt, übergibt die Geschäftsführung der Padma AG seinem engen Mitarbeiter, dem Wiener Biophysiker Dr. Herbert Schwabl. Dr. Schwabl hatte die ersten weitergehenden Studien über die Wirkungsweise tibetischer Arzneimittel geleitet.

1998 Nach dem Tod von Karl Lutz 1995 erwirbt Dr. Schwabl die Mehrheit an der Padma AG. Im selben Jahr wird Padma 28 in der Schweiz als Kassenmedikament zugelassen. Dieser Zulassung gingen heftige bürokratische Widerstände voraus.

1999 Übersiedlung des Unternehmens in die neuen Büroräume in Schwerzenbach. Modernisierung der Produktionsanlage in Wetzikon. Der tibetische Arzt Dr. Tenzin Thaye vom *Medical & Astro Institute* in Dharamsala verbringt die Sommermonate bei der Padma AG, um Qualität und Produktionsweise der Arzneien zu studieren.

2000 Dr. Herbert Schwabl gibt die Geschäftsführung an Beat Decurtins ab, bleibt aber Verwaltungspräsident und ist weiterhin operativ im Unternehmen tätig.

2001 Padmed Circosan – ein mit Padma 28 identisches Produkt – wird in die Liste der Medikamente aufgenommen, die von den Schweizer Krankenversicherern nach Verschreibung vergütet werden müssen.

2001 – 2003
14 weitere Padma-Produkte, darunter das Verdauungstonikum „Padma Digestin", werden im Schweizer Kanton Appenzell Ausserrhoden zugelassen.
Padma 28 ist heute in neun europäischen Ländern, außerdem in Kanada und den USA („Padma Basic") erhältlich. Ob als frei verkäufliches Arzneimittel oder – wie etwa in Österreich, den Niederlanden oder Übersee – als Nahrungsergänzung, richtet sich nach den Zulassungsbestimmungen des jeweiligen Staates.

2005 S. H. der Dalai Lama besucht unter großem Medienecho am 13. August die Produktionsanlage in Wetzikon, zeigt sich vom Herstellungsprozess beeindruckt und dankt der Padma-AG und den anwesenden Wissenschaftlern für ihre Arbeit.

2006 Meta-Analyse des Universitätsspitals Zürich über die Anwendung von Padma 28 bei PAVK, welche die Wirksamkeit eindrücklich bestätigt.
Padmed Laxan wird in die Spezialitätenliste aufgenommen.

2007 Eine Delegation der Medizinhochschule (Men Tsee Khang) des Dalai Lama aus Dharamsala besucht die

Padma-AG. Es folgt der Gegenbesuch einer Padma-Delegation in Nordindien.

Am 16. 12. 2007 feiert die Padma-AG ein Jubiläum: Padma 28 ist nun seit 30 Jahren auf dem Schweizer Heilmittelmarkt zugelassen und anerkannt.

2008 Die im Kanton Appenzell Ausserrhoden registrierten „neuen" Padma-Formeln bleiben vorerst für weitere 5 Jahre zugelassen.
Die Padma AG wird zusammen mit einer Delegation westlicher Professoren zu einer Medizinkonferenz in Ulan Ude von der Russischen Akademie der Wissenschaften eingeladen.
2009 Die Padma AG feiert ihr 40-jähriges Bestehen.

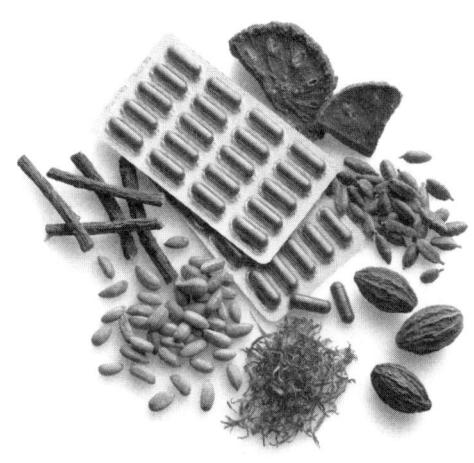

Derzeit stellt Padma jährlich 20 Tonnen Medikamente oder 70 Millionen Kapseln für 11 Länder her

2010: „Padma Digestin" wird als dritte Rezeptur in der gesamten Schweiz als Arzneimittel zugelassen. Die gesamte Heilmittelproduktion wird von Tabletten auf Kapseln umgestellt und in Wetzikon eine moderne Kapselfüllanlage installiert, womit sich nun alle Arbeitsschritte, bis auf das Mahlen der Kräuter, im „Hause Padma" befinden.

2011: die Bemühungen des Unternehmens gehen weiter in Richtung Zulassungen in EU-Staaten und neuer Wirksamkeitsstudien. Es wird damit ein wertvoller und europaweit einmaliger Beitrag zum Erhalt qualitativ hochwertiger traditioneller Kräutermedizin für künftige Generationen geleistet.

Nachwort:

Zur Situation der Medizin heute

Der zynische Satz: „Wem nichts fehlt, der ist noch lange nicht gesund, sondern bloß nicht richtig untersucht", mag angesichts der durchaus nützlichen Vorsorgemedizin überzeichnet erscheinen. Doch ein Blick auf unser westliches Gesundheitssystem genügt, um Beweise für seinen wahren Kern zu orten.

Während heute immer mehr Menschen einer schulmedizinischen „Analyse" und Behandlung zugeführt werden, sind wir von einer Heilung oder gar dem tieferen Verständnis vieler „Geißeln der Menschheit", darunter Krebs oder AIDS, noch immer denkbar weit entfernt. Ob der gewaltige Einsatz an Zeit und Mitteln in einem angemessenen Verhältnis zu den verbuchten Erfolgen steht, wird sich noch zeigen. Ebenso, ob uns die rasanten Fortschritte der Gentechnik ausschließlich zum Segen gereichen.

Das vergessene Erbe

Die Abkehr der westlichen Medizin von einer ganzheitlichen Betrachtungsweise des Menschen führte zur mechanistischen Sicht von Krankheit und Gesundheit und nährt seither die Vorstellung, jede Störung der „Maschine Mensch" könne durch geeignete Eingriffe der modernen Hightech-Medizin beseitigt werden.

Dass dem nicht so ist, beweist ein ständig wachsendes Heer verunsicherter Patienten, die sich mit ihren Nöten und Bedürfnissen allein gelassen und daher vermehrt zu sogenannten alternativen Heilverfahren hingezogen fühlen.

Wie kommt das?

Als Kinder des nunmehr 21. Jahrhunderts, des wissenschaftlich-technischen Zeitalters, neigen wir dazu, alles, was nicht in das vertraute Gefüge rationaler Erklärbarkeit passt, als rückständig, primitiv und daher entbehrlich zu betrachten. Das gilt für unbekannte Sitten und Bräuche ebenso wie auf dem Gebiet der Medizin. Dabei übersehen wir, welche Scheuklappen uns dieses lineare Denken angelegt hat.

Für medizinische Erkenntnisse werden bis heute nur „logische" Erklärungen akzeptiert. Alle Fakten sollen nach den Regeln experimenteller Beweisführung nachvollziehbar sein. Seit Aristoteles bewegt sich die abendländische Kultur auf diesen eingefahrenen Geleisen und nur langsam beginnen wir ihre Tücken zu erkennen.

Die Schemata von Logik, Systematik und objektiver Beweisbarkeit werden immer öfter kritisch hinterfragt. Als „mystisch" bezeichnetes Wissen erhält durch neue Forschungsmethoden ganz unerwartet einen „realen" Hintergrund. Dabei spannt sich der Bogen von der Mikrobiologie bis hin zur revolutionären Chaosforschung.

Dialog statt Monolog

Die Geringschätzung volksheilkundlichen Wissens durch die universitäre Medizin verhinderte lange Zeit jeden Einblick in die Funktionsweise und Hintergründe traditioneller Heilsysteme. Im Zuge des wachsenden Interesses für fremde Kulturkreise ist nun auch in der Medizin ein Streben nach Integration und gegenseitigem Austausch erkennbar.

Gerade das Studium fernöstlicher Heilweisen wie der tibetischen Medizin eröffnet die Chance, von diesem enormen Wissensfundus zu profitieren, ihn für uns im Westen verständlich und zum Teil auch nutzbar zu machen. Eine Beurteilung nach wissenschaftlichen Kriterien steht dem nicht entgegen, solange sie unvoreingenommen und mit Rücksicht auf die Eigenheiten des jeweiligen Kulturkreises geschieht.

Nicht übersehen sollte man dabei, dass vieles, was uns heute unerklärlich scheint, schon morgen als sensationelle Neuentdeckung gefeiert werden kann. So war etwa für die nordamerikanischen Indianerstämme die Heilung von Skorbut ein Leichtes, da ihnen die Ursachen dieser von westlichen Entdeckern so gefürchteten Vitaminmangelkrankheit sehr wohl klar waren. Der „weiße Mann" ignorierte dieses Wissen. Als man schließlich das

Vitamin C „entdeckt" und chemisch nachgebaut hatte, erklärten indianische Heiler, natürliches Vitamin C besäße eine andere Qualität und Heilwirkung als synthetische Ascorbinsäure, auch wenn das mikroskopisch nicht sichtbar sei. Ihr universelles Verständnis der Dinge ließ gar keinen anderen Schluss zu. Auch diese Behauptung hielten Wissenschaftler lange Zeit für Unsinn, bis man in den 70er Jahren in speziellen Versuchen einen fundamentalen biochemischen Unterschied zwischen natürlichem und künstlichem Vitamin C feststellen und erstmals wissenschaftlich „beweisen" konnte.[41]

Umdenken und Neuorientierung

Um es deutlich auszusprechen: Die Errungenschaften der modernen Notfallmedizin, der Chirurgie und Seuchenbekämpfung sind beachtlich und, richtig eingesetzt, ohne Zweifel segensreich. Unsere westlichen Mediziner leisten hervorragende Arbeit. Dies kann aber schwerlich über die Tatsache hinwegtäuschen, dass bei einer großen Zahl vor allem chronischer Leiden die Verfahren der konventionellen Medizin wenig effektiv sind.

Nahezu 50 % aller verschriebenen chemischen Arzneimittel werden von den Patienten wegen tatsächlicher oder befürchteter Nebenwirkungen nachweislich niemals eingenommen. Gleichzeitig sind die Fälle iatrogener (das heißt durch schulmedizinische Behandlungen erst ausgelöster) Erkrankungen im Ansteigen begriffen.

Die künftige Vorgangsweise kann also nicht darin bestehen, die Gegensätze zwischen Schulmedizin und traditioneller „Naturheilkunde" zu kultivieren, sondern vielmehr herauszufinden, welche Art der Behandlung im Einzelfall den größeren Erfolg bei minimalen Risiken entspricht.

Dazu bedarf es der Gesprächsbereitschaft und Zusammenarbeit aller Beteiligten. Gewinnstreben und Profilierungssucht haben dabei in den Hintergrund zu treten. Bisweilen wird man auch dem Grundsatz „Wer heilt, hat recht" zur gebührenden Geltung verhelfen müssen. Denn eine Medizin, die sich als geschlossenes System ohne die Bereitschaft zur Auslotung neuer Dimensionen präsentiert, wird auf Dauer weder dem kranken Menschen noch sich selbst dienlich sein.

Neben der westlichen „Evidence-based-Medicine", die sich auf Beweise und experimentelle Fakten stützt, existiert überall in der Welt auch eine Erfahrungsmedizin, deren Erkenntnisse auf den sichtbaren Anwendungserfolgen über einen Zeitraum von Jahrhunderten und länger beruhen. Zwischen den Vertretern beider Richtungen ein fruchtbares und respektvolles Miteinander herzustellen sollte das Ziel künftiger Forschung und Praxis sein.

Der 1998 in Washington abgehaltene internationale Kongress für Tibetische Medizin, auf dem Fachleute und Interessierte aus allen Teilen der Welt ihr Wissen und ihre Praxiserfahrung austauschten, kann als beispielhaft für diese Bemühungen gelten.

Im Oktober 2002 fand in Österreich anlässlich des Besuches S. H. des Dalai Lama und der Durchführung des buddhistischen Kalachakra-Rituals in der steirischen Landeshauptstadt Graz auch ein Medizinkongress statt, den ich selbst besuchen konnte. Auch im Rahmen dieses Treffens anerkannter Medizinexperten aus Ost und West (darunter sogar eine sibirische Schamanin, sowie ein Vertreter der indianischen Medizintradition) wurde deutlich, wie wichtig und fruchtbar Gespräche zwischen den Vertretern „alter und neuer" Medizinsysteme im Sinne der leidenden Patienten sind. Ich bin sicher, das Verständnis und der gegenseitige Respekt werden wachsen, und man wird anhand wissenschaftlicher Studien immer besser nachweisen können, dass das traditionelle tibetische Heilsystem den Kriterien einer anerkannten „Schulmedizin" durchaus gerecht wird.

Wenn die 5. Auflage dieses Buches erscheint, hat sich bereits wieder eine Menge auf dem internationalen „Gesundheitsmarkt" getan. Neue praktische Erfahrungen wurden gewonnen und weltweit beginnt man immer stärker die Qualität traditioneller Medizinlehren zu erkennen. Neben der TCM und dem indischen Ayurveda ist die Tibetische Medizin – das alte Wissen vom

Heilen – ein über viele Jahrhunderte gewachsenes System, das gerade in der heutigen Zeit wertvolle Impulse liefert und damit den Fortschritt in Richtung einer echten Ganzheitsmedizin sinnvoll unterstützt. 40 Jahre Erfahrung in der Forschung und Heilmittelproduktion der Firma Padma AG hilft den Bestand der Tibetischen Medizin auch für die Zukunft zu sichern, denn nur eine Registrierung tibetischer Formeln nach westlichen Regelwerken schafft in unseren Breiten die nötige Akzeptanz.

„Tashi Deleg" – Möge es dir wohlergehen!
Traditioneller tibetischer Gruß

Anhang

Danksagung

Mein Dank gilt:
Der Fa. Padma AG, Schwerzenbach, für das Bildmaterial in diesem Buch sowie die fachliche Beratung und das Entgegenkommen in allen wichtigen Fragen;
dem Padmaforum und der Agentur PR-Hennrich, Wien;
allen Personen, die bereit waren und sind, mich an ihren Erfahrungen mit der tibetischen Medizin teilhaben zu lassen;
meiner Familie und meinen Freunden, die mich immer wieder lehren, wie wichtig es ist, auch kritisch auf sich selbst zu blicken;
meinem Sohn, der nun seinen eigenen Weg geht, auf dem ihn ein liebendes Universum halten und begleiten möge.

Anmerkungen und Quellenhinweise

Einleitung: Die Weisheit des Medizin-Buddha

[1] vgl. in: Medizin Zeitung – Schweizer Fachzeitung für das Gesundheitswesen, 6. Jg., 3/März 1999: V. Hylton, Tibetische Medizin

[2] vgl. in: Medical Tribune, 30. Jg., 50/ 11. Dez. 1998: Erster Weltkongress für tibetische Medizin – Die Globalisierung der Naturmedizin

Tibetische Heilmittel – Erfahrung von Jahrtausenden

[3] vgl. Franz Reichle: Das Wissen vom Heilen, Bern 1997, S. 175–183

[4] ebd., S. 35 ff.

[5] zitiert nach Pharma-Time Nr. 12/1998: Tibetische Medizin – Weltkongress mit österreichischer Beteiligung

[6] vgl. Medizin Zeitung – Schweizer Fachzeitung für das Gesundheitswesen, 6. Jg., 4/April 1999, V. Hylton: Tibetische Medizin, T. 2

[7] vgl. Franz Reichle: Das Wissen vom Heilen, S. 138 ff.

[8] ebd., S. 19

Padma 28 – Botschafter einer sanften Medizin

[9] vgl. Franz Reichle: Das Wissen vom Heilen, S. 106 ff.

[10] vgl. dazu unten: Wissenschaftliche Studien und Analysen zur Wirkung tibetischer Vielstoffgemische

Padma 28 – Motor des Immunsystems

[11] vgl. Harman, D.:„Free radical theory of aging: History", in: Free Radicals and Aging, eds. I. Ement and B. Chance, Basel 1992

[12] vgl. Fritz Albert Popp: Die Botschaft der Nahrung, Verlag Zweitausendeins 1999

[13] vgl. dazu unten: Wissenschaftliche Studien und Analysen zur Wirkung tibetischer Vielstoffgemische

[14] vgl. Stephan Kolb, Fichtestraße 39, D-91054 Erlangen: Radiointerview für den Sender Freies Berlin: ... wem das Kraut gewachsen ist. Asiatische Heilkräuter auf dem Prüfstand, SFB, 25-3-2000; S. 9/10

[15] vgl.: Packer, L.: Health effects of nutritional antioxidants, in: Free Radical Biol Medic 1993; 15: 685–686

[16] vgl. E. Asshauer: Gesund bleiben mit der Heilkunst der Tibeter, Stuttgart 1999, S. 134
[17] vgl. dazu unten: Wissenschaftliche Studien und Analysen zur Wirkung tibetischer Vielstoffgemische

Padma 28 und Arteriosklerose

[18] vgl. Franz Reichle: Das Wissen vom Heilen, S. 106 ff.
[19] ebd., S. 108/109
[20] vgl. dazu unten: Wissenschaftliche Studien und Analysen zur Wirkung tibetischer Vielstoffgemische
[21] ebenso
[22] ebenso

Padma 28 und Krebs

[23] vgl. Siegfried Block: Die große Chance, München 1982, S. 195 ff.
[24] ebd., S. 76 ff.
[25] vgl. Franz Reichle: Das Wissen vom Heilen, S. 120–122

Tibetische Arzneien – Helfer auch für die Seele?

[26] vgl. Geoff Deehan: Die Heilkraft der Psyche (dt. von Jutta Grylha) – ORF-Dokumentation vom 8.4.1993 (VATV London) in: ORF-Nachlese 1993; 7: 16–20
[27] ebd., S. 17
[28] ebd., S. 18
[29] ebd., S. 18

Weitere Anwendungsgebiete von Padma 28

[30] vgl. Franz Reichle: Das Wissen vom Heilen, S. 136–201
[31] vgl. dazu unten: Wissenschaftliche Studien und Analysen zur Wirkung tibetischer Vielstoffgemische
[32] vgl. E. Asshauer: Gesund bleiben mit der Heilkunst der Tibeter, Stuttgart 1999, S. 134
[33] ebd., S. 139
[34] vgl. dazu unten: Wissenschaftliche Studien und Analysen zur Wirkung tibetischer Vielstoffgemische
[35] vgl. in: APAMED (Das Online-Informationssystem für Health Professionals) vom 9. 11. 1998: Tibetische Medizin 2 – Jede „Schule" hat ihre Vorteile
[36] vgl. dazu unten: Wissenschaftliche Studien und Analysen zur Wirkung tibetischer Vielstoffgemische

Padma 179 (Padma Lax)

[37] vgl. B & K Kommunikation, Thurngasse 8/10, A-1090 Wien, vom 11.11.1998: Erster Internationaler Kongress über Tibetische Medizin in Washington D. C. – Westliche Forscher bestätigen die Wirksamkeit Tibetischer Kräutermischungen, sowie Punkt 36 (s. o.)

Tibetische Medikamente im Westen

[38] zitiert nach: Stephan Kolb, Fichtestraße 39, D–91054 Erlangen: Radiointerview für den Sender Freies Berlin: … wem das Kraut gewachsen ist. Asiatische Heilkräuter auf dem Prüfstand, SFB, 25-3-2000: S. 1/2

[39] vgl. ebd., S. 2/3

[40] vgl. „Zur Qualität der tibetischen Rezepturen", © 2000 by Padma AG, CH–Schwerzenbach

[41] vgl. H. J. Stammel: Das Heilwissen der Indianer, Reinbeck 1986, S. 49

Weiterführende Literatur

Amipa-Desam, Tendhon: Klassische Tibetische Medizin, Ehrenwirth Verlag, München 2000

Arya, Pasang Yonten: Handbuch aller Heilmittel der Traditionellen Tibetischen Medizin, O.W. Barth Verlag, München 2001

Asshauer, Egbert: Heilkunst vom Dach der Welt – Tibets sanfte Medizin, Herder Verlag, Freiburg 1993

ders.: Gesund bleiben mit der Heilkunst der Tibeter, Thieme Verlag, Stuttgart 1999

Badmajeff, W.: Lung Tripa Bäkän – Grundzüge der tibetischen Medizin, Fabri Verlag, Ulm 1994

Badmajew, P. / Badmajew, V. / Park, L.: Healing Herbs. The Heart of Tibetan Medicine, Red Lotus Press, Berkeley 1992

Choedrak Tenzin: Ganzheitlich leben und heilen. Der Leibarzt des Dalai Lama über sanfte Medizin, Neuauflage, Herder-Verlag, Freiburg i. Br. 2008

Clifford, Terry: Tibetische Heilkunst, O.W. Barth Verlag, München 1986

Craig, M.: Tränen über Tibet. Der erschütternde Bericht über die Unterdrückung der Tibeter und die Zerstörung ihrer alten Kultur, Scherz Verlag, Bern/München 1993

Dalai Lama: Logik der Liebe – Aus den Lehren des Tibetischen Buddhismus für den Westen, Goldmann Verlag, München 1989

ders.: Einführung in den Buddhismus – Die Harvard-Vorlesungen, Herder Verlag, Freiburg 1994

ders.: Mein Leben und mein Volk. Die Tragödie Tibets, Knaur Verlag, München 1982

Dunkenberger, Thomas: Das tibetische Heilbuch, Windpferd, Aitrang 1999

Feyerer, Gabriele: Padma 28 – Die Essenz tibetisch-fernöstlicher Medizin. Neue Erkenntnisse zur bewährten Formel der Gesundheit, Oesch, Zürich 2009

dies.: Westen trifft Osten. Hildegardmedizin und östliche Heilsysteme. In: Hildegard Zeitung. Zeitung der österreichischen Hildegardgemeinschaft, 42/08

Fliege, Jürgen/Ohler Walter (Hrsg.): Sanfte Medizin bei Fliege – alles ist möglich, BIO Ritter Verlag, Tutzing 2002

Gyamtso, Khenrab: Tibetische Medizin. Eine Einführung in Geschichte, Philosophie, Heilpraxis und Arzneimittelkunde, AT-Verlag, Baden 2007

Hobert, Ingfried, Dr. med: Die Praxis der Traditionellen Tibetischen Medizin. Vorbeugung, Diagnostik, Therapie und Selbstheilung, O. W. Barth Verlag, Frankfurt 2004

Hopkins, Jeffrey (Hrsg.): Dalai Lama: Der Weg zum Glück. Sinn im Leben finden, Herder-Verlag, Freiburg i. Br. 2002

ders.: Dalai Lama: Der Weg zum sinnvollen Leben. Das Buch vom Leben und Sterben, Herder-Verlag, Freiburg i. Br. 2003

Kelly, Petra K. / Bastian, Gert (Hrsg.): Tibet, ein vergewaltigtes Land, Rowohlt Verlag, Reinbeck 1988

Kletter, Christa/Kriechbaum, Monika: Tibetan Medical Plants, Medpharm, Stuttgart 2001

Krämer, Claus: Traditionelle Tibetische Medizin, Midena Verlag, München 2000

Padma AG: Padma 28: Gesunde Durchblutung, Gratisbroschüre, Schwarzenbach 2001

Ploberger, Florian: Grundlagen der tibetischen Medizin, Bacopa-Verlag, Schiedlberg 2007

ders.: Tibetische Medizin, Bacopa-Verlag, Schiedlberg 2005

Reichle, Franz (Hrsg.): Das Wissen vom Heilen. Tibetische Medizin, Oesch-Verlag, Zürich 2003

Samel, Gerti: Tibetische Medizin: Diagnosemethoden und Therapien auf einen Blick, Goldmann, München 2005

Tsewang J. Tsarong / Meyer, F. / Asshauer, E.: Tibet und seine Medizin – 2500 Jahre Heilkunst, Pinguin Verlag, Innsbruck 1992

Überall, Andrea Dr.: Herb- und Bitterstoffcode – Streng gehütete Geheimnisse der tibetischen Medizin, Oesch-Verlag 2008

dies.: Tibetische Hausapotheke. Die Geheimnisse lebenslanger Gesundheit, Oesch-Verlag, Zürich 2005

dies.: Spiritualität des Heilens, Ibera Verlag, Wien 2001

Watzl B., Leitzmann C.: Bioaktive Substanzen in Lebensmitteln, Hippokrates-Verlag Stuttgart 1995

Yeshi, Donden: Tibetisches Heilwissen. Gesundheit durch Harmonie, Herder Verlag, Freiburg 1999

Wissenschaftliche Studien und Analysen zur Wirkung tibetischer Vielstoffgemische

(Auswahl)

Ärztinnen und Ärzte: In-vivo-Studie: Padma 28 senkt die LDL-Oxidierbarkeit.
Medical scientific Info 2005

Altermatt R., Von Felten A.: In-vitro-Untersuchungen mit Padma 28: Hemmung der Thrombozytenfunktion.
Schweiz Z Ganzheitsmed 1992; 4 (Suppl 1): 7-12

Asshauer E.: Padma 28 – eine tibetische Kräutermischung als Immunmodulator
Naturheilpraxis 1991; 44: 138-141

Asshauer E.: Tibetische Kräuterpillen und Padma 28 bei westlichen Patienten
Paracelsus report 1998; 5/98: 55-58

Barak V., Kalickman I., Halperin T., Birkenfeld S., Ginsburg I.: Padma 28, A Tibetan herbal preparation is an inhibitor of inflammatory cytokine production.
Eur. Cytokine Netw. 2004; 15 (3): 203-209

Becker SR: „Revealing the art of the medicine Buddha" – Erster internationaler Kongress für Tibetische Medizin, Washington D.C., 7.-9. November 1998.
Schweiz Zschr für GanzheitsMed 1999; 11/3

Biedermann, B.C.: Arteriosklerose – Eine Autoimmunkrankheit?
Praxis 2003: 92: 1781-1783

Bommeli C., Bohnsack R., Kolb C.: Praxiserfahrungen mit einem Vielstoffpräparat aus der tibetischen Heilkunde.
Erfahrungsheilkunde 2001; 50/11: 745-756

Briviba K., Sies H., in Frei B. (ed.): Natural antioxidants in human health and disease.
Academic Press, San Diego 1994: 107-128

Brunner-La Rocca H.P., Schindler R., Schlumpf M., Saller R., Suter M.: Effects of the Tibetan herbal preparation Padma 28 on blood lipids and lipid oxidisability in subjects with mild hypercholesterolaemia.
VASA, Journal for Vascular Diseases 2005; 34: 11-17

Brzosko W. J. u. Mitarb.: Influence of Padma 28 and thymus extrakt on clinical and laboratory parameters of children with juvenile chronic arthritis.
Int J Immunotherapy 1991; 7: 143-147

Brzosko W.J., Jankowski A.: Padma 28 bei chronischer Hepatitis B: Klinische und immunologische Wirkungen.
Schweiz Z Ganzheitsmed 1992; 7/8 (Suppl 1): 13-14

Combé Margarethe: Obstipation – unterschätztes Problem der Geriatrie. Regulative Therapie mit einem Tibetischen Arzneimittel.
Schweiz Z Ganzheitsmed 2004; 4: 208-20

Feldhaus S.: Ganzheitliches Therapiekonzept bei pAVK.
Schweiz Z Ganzheitsmed 2004: 16: 72

Feldhaus S.: Die Obstipation bei Querschnittgelähmten.
Schweiz Z Ganzheitsmsmed 2004; 16(7/8): 410

Feldhaus S.: Obstipation und Sigmadivertikulose.
Schweiz Z Ganzheitsmed 2005; 17(4): 200-3

Feldhaus S.: Case Report: Padma 28. Verwendung des Präparats im Rahmen einer integrativen Betreuung einer 41-jährigen Patientin mit Mammakarzinom.
ArsMedici: Thema Phytotherapie, 3/2010, 12-14

Feldhaus S.: Phytotherapeutischer Leitfaden aus der sportmedizinischen Praxis.
Schweiz Z Ganzheitsmed 2010: 22: xx-xx

Ginsburg I., Koren E., Horani A., Mahamid M., Doron S., Muhanna N., Amer J., Safadi R.: Amelioration of hepatic fibrosis via Padma Hepaten is associated with altered natural killer T lymphocytes.
Clin Exp Immunol. 2009; 157 (1): 155-64

Ginsburg I., Sadovnik M., Sallon S., Milo-Goldzweig I., Mechoulam R., Breuer A., Gibbs D., Varani J., Roberts S., Cleator E., Singh N.: PADMA 28, a traditional Tibetan herbal preparation inhibits the respiratory burst in human neutrophils, the killing of epithelial cells by

mixtures of oxidants and pro-inflammatory agonists and peroxidation of lipids.
Inflammopharmacology 1999; 7/1: 47-62

Gladysz A., Juszczyk J., Brzosko W.: Influence of Padma 28 on patients with cronic active hepatitis type B.
Phytother Res 1993; 7: 244-247

Hässig A., Hodler J., Liang W.X., Stampfli K.: Neuere nutritive und phytotherapeutische Behandlungsmöglichkeiten.
Schweiz Z Ganzheitsmed 1992; 4 (Suppl 1): 15-19

Hässig A., Liang Wen-Xi, Stampfli K.: Neuroendrokrine Steuerung der Immunreaktionen.
Schweiz Z Ganzheitsmed 1996; 8 (Suppl 5): 231-233

Hässig A., Liang Wen-Xi, Schwabl H., Stampfli K.: Flavone und Tannine: Pflanzliche Antioxidantien mit Vitamincharakter.
Schweiz Z Ganzheitsmed 1997; 9 (Suppl 4): 171-175

Hausmann B.: PVAK-Management in der Praxis – Behandlung von PAVK mit Padma 28.
Schweiz Z Ganzheitsmed 2008; 20: 258

Hürlimann F.: Eine lamaistische Rezeptformel zur Behandlung der peripheren arteriellen Verschlusskrankheit.
Schweiz Rsch Med 1979; 67: 1407-1409

Hürlimann F.: Behandlung peripherer Durchblutungsstörungen mit Padma 28 – Erfahrungen über 15 Jahre.
Schweiz Z Ganzheitsmed 1992; 4 (Suppl 1): 20-21

Jankowski A., Drabbik E., Szyszko Z., Stasiewicsz W., Brzosko W.J.: Die Behandlung rezidivierender Atemwegsinfektionen bei Kindern durch Aktivierung des Immunsystems.
Therapiewoche Schweiz 1986: 2: 25-32

Jankowski A., Jankowska R., Brzosko W.J.: Behandlung infektanfälliger Kinder mit Padma 28.
Schweiz Z Ganzheitsmed 1992; 4 (Suppl 1): 22-23

Jankowski S., Jankowski A., Zielinski S., Walzuk M.: Influence of Padma 28 on the spontaneous bactericidal activity of blood serum in children suffering from recurrent infections of the respiratory tract.
Phytother Res 1991; 5: 120-123

Kappler S.: Chronische Obstipation – eine ständige Herausforderung. Behandlung des chronischen obstipierenden Reizdarm-Syndroms mit PADMA LAX.
Schweiz Z Ganzheitsmed 2008; 20 (4): 205-6

Klein A.: Etablierung von Bioassays zur molekularen Aufklärung antioxidativer und antiinflammatorischer Wirkmechanismen von Phytopharmazeutika und Apitherapeutika.
Dissertation, Medizinische Universität Innsbruck, 2010

Korwin-Piotrowska T. u. Mitarb.: Experience of Padma 28 in multiple sclerosis.
Phytother Res 1992; 6: 133-136

Liang W.X., Stampfli K., Hässig A.: Therapeutische Wirkungsmechanismen komplexer Phytopharmaka am Beispiel von Padma 28.
Schweiz Z Ganzheitsmed 1992; 4 (Suppl 1): 24-34

Mansfield H. J.: Beeinflussung rezidivierender Atemwegsinfekte bei Kindern durch Immunstimulation.
Therapeutikon 1988; 2: 707-712

Matzner Y., Sallon S.: The effect of Padma 28, a tradtitional Tibetan herbal preparation, on human neutrophil function.
J Clin Lab Immunol 1995; 46: 13-23

Mehlsen J., Drabaeck H., Peterson J. R., Winther K.: Der Effekt einer tibetischen Kräutermischung (Padma 28) auf die Gehstrecke bei stabiler Claudicatio intermittens.
Forsch Komplementärmedizin 1995; 2: 240-245 und
Angiology 1993; 44: 863-867

Melzer J., Brignoli R., Diehm C., Reichling J., Do D-D, Saller R.: Treating intermittent claudication with Tibetan medicine Padma 28: Does ist work?
Atherosclerosis, 2006 Nov; 189(1): 39-46. Epub 2006 Apr 4

Melzer J., Brignoli R., Saller R.: Wirksamkeit und Sicherheit von PADMA 28 bei peripherer arterieller Verschlusskrankheit.
Forsch Komplementärmedizin 2006; 13 (suppl 1): 23-7

Moeslinger T., Friedl R., Volf I., Brunner M., Koller E., Spieckermann P.G.: Inhibition of inducible nitric oxide synthesis by the herbal preparation Padma 28 in macrophage cell line.
Can J Physiol Pharmacol 2000; 78/11: 861-866

Muralt Portmann D. von: Parästhesien bei Diabetes mellitus. Therapieansätze mit Padma 28.
Schweiz Z Ganzheitsmed 2010; 22: 209-210

Neurauter G., Wirleitner B., Schroecksnadel K., Schennach H., Ueberall F., Fuchs D.: Padma 28 modulates interferon-γ-induced tryptophan degradation and neopterin production in human PBMC in vitro.
International Immunopharmacology 2004; 4: 833-839

Prusek W. u. Mitarb.: Immunostimulation in recurrent respiratory tract infections therapy in children.
Arch Immunol Ther Exp 1987 1987; 35: 289-302

Ridker Paul M., M.D., Rifai Nader, PH.D., Rose Lynda, M.S., Buring Julie E., Sc.D., Cook Nancy R., Sc.D.: Comparison of C-reactive protein and low-density lipoprotein cholesterol levels in the prediction of first cardiovascular events.
N Engl J Med 2002; 20: 15557-1565

Röösli M.B.: Systematische Übersichtsarbeit: Klinische Studien zur Wirksamkeit und Sicherheit des phytotherapeutischen Kombinationspräparates PADMA 28.
Dissertation Universität Zürich 2009

Rüttgers J. O.: Crux medicorum: Das offene Bein. Langzeittherapie des chronischen Ulcus cruris venosum mit Padma 28 und Lymphdrainage.
Schweiz Z Ganzheitsmed 2004; 16: 278-280

Saller R., Iten F., Reichling J.: Dyspeptische Beschwerden und Phytotherapie – eine Übersicht über klassische und moderne Phytotherapeutika.
Forsch Komplementärmedizin und Klassische Naturheilkunde 2001; 8: 263-273

Saller R., Kristof O.: Padma 28, eine traditionelle tibetische Kräutermischung.
Internist Praxis 1997; 37: 408-412

Sallon S., Beer G., Rosenfeld J., Anner H., Volcoff D., Ginsberg G., Paltiel O. and Berlatzky Y.: The efficacy of Padma 28, a herbal preparation, in the treatment of intermittent claudication: a double-blind study with objective assessment of chronic occlusive arterial disease patients.
J Vascular Investigation 1998; 4: 129-136

Sallon S., Ben-Arye E., Davidson R., Shapiro H., Ginsberg G., Ligumsky M.: A novel treatment for constipation-predominant irritable bowel syndrome using Padma Lax, a tibetan herbal formula.
Digestion 2002; 65: 161-171; S. Karger AG, Basel

Samochowiec J., Palacz A., Bobnis W., Lisiecka B.: Oscillating potentials of the electroretinogram in the evaluation of the effects of PADMA 28 on lipid metabolism and vascular changes in humans.
Phytotherapy Research 1992; 6: 200-204

Samochowiec L. u. Mitarb.: Wirksamkeitsprüfung von Padma 28 bei der Behandlung von Patienten mit chronischen arteriellen Durchblutungsstörungen.
Herb Pol 1987; 33: 49-61

Samochowiec L., Wojcicki J.: Effect of PADMA 28 on lipid endoperoxides formation.
Herba Pol 1987; 33/3: 219-222 and
Polbiopharm Reports 1987; 22: 15-19

Schleicher P.: Wirkung von Padma 28 auf das Immunsystem bei Patienten mit Acquired Immunodeficiency Syndrome im Stadium Pre-Aids.
Schweiz Z Ganzheitsmed 1990; 2: 58-62

Schräder R., Nachbur M., Mahler F.: Die Wirkung des tibetischen Kräuterpräparats Padma 28 auf die Claudicatio intermittens.
Schweiz Med Wochenschr 1985; 115: 752-756 und
Inaugural-Dissertation Univ. Bern 1984

Schwabl H.: Untersuchungen zur Wirkung eines komplexen Phytotherapeutikums auf die Lichtemission polymorphkerniger Granulozyten in vitro.
Manuskript Padma AG, CH-Zollikon 1992

Schwabl H., Späni D.: Das entzündliche Geschehen: Ganzheitsmedizinische Ansätze für die Therapie.
Schweiz Z Ganzheitsmed 2003; 15: 226-232

Schwabl H., Späni D.: Neue Forschungsergebnisse zum entzündlichen Geschehen: ganzheitsmedizinische Ansätze für die Therapie.
PROMED SPEZIAL 2003; 4: 8-13

Schwabl H., Geistlich S., McHugh E.: Tibetische Arzneimittel in Europa: Historische, praktische und regulatorische Aspekte.
Forsch Komplementärmed 2006; 13 (suppl.1): 1-6

Schwabl H., Vennos C.: Chronische Entzündungen aus der Sicht der Tibetischen Medizin.
PROMED KOMPLEMENTÄR 3/2008

Schwabl H.: Tibetische Medizin in Europa und Asien – Herausforderungen und Chancen. Interview mit Herbert Schwabl, VR-Präsident der Padma AG
Schweiz Z Ganzheitsmed 2010; 22: 24-26

Smulski H.S., Wojcicki J.: Placebokontrollierte Doppelblindstudie zur Wirkung des tibetischen Kräuterpräparats Padma 28 auf die Claudicatio intermittens.
Forsch Komplementärmedizin 1994; 1: 17-26 und
Alternative Therapies 1995; 1/3: 44-49

Stampfli S., Bommeli C., Schwabl H.: Zum antioxidativen und antiinflammatorischen Wirkprofil von Padma 28. Eine Übersicht.
Schweiz Zschr für GanzheitsMed 2001; 13(4): 242-245

Suter M., Richter Ch.: Anti- and pro-oxidative properties of PADMA 28, a Tibetan herbal formulation.
Redox Report 2000; 5/1: 17-22

Überall F., Univ.Prof. Mag. Dr.: Tibetische Naturstoffgemische. Altes Wissen auf dem Prüfstand der Westlichen Medizin.
CO'MED 2005: 1: 78-83

Überall F., Fuchs D.: Chronische Entzündungen: Modulation des Zytokinnetzwerkes durch Padma 28. Gibt es einen Zusammenhang zwischen Entzündung und depressiver Verstimmung?
Schweiz Z Ganzheitsmed 2004: 16: 360-362

Überall F., Fuchs D., Vennos C.: Das anti-inflammatorische Potential von Padma 28 – Übersicht experimenteller Daten zur antiatherogenen Wirkung und Diskussion des Vielstoffkonzepts.
Forsch Komplementärmed 2006; 13 (suppl.1): 7-12

Weseler A., Saller R., Reichling J.: Comparative Investigation of the Antimicrobial Activity of PADMA 28 and Selected European Herbal Drugs.
Forsch Komplementärmedizin 2002; 9: 346-351

Winther K., Kharazmi A., Himmelstrup H., Draback H., Mehlsen J.: Padma 28, a botanical compound, decreased the oxidative burst response of monocytes and improves fibrinolysis in patients with stable intermittent claudication.
Fibrinolysis 1994; 8 (Suppl 2): 47-49

Wojcicki J., Samochowiec L.: Controlled double-blind study of Padma-28 in angina pectoris.
Herba Pol 1986; 32: 107-114

Zebrowski Michal R.: Die Rolle regulierender Systeme bei entzündlichen Herzkrankheiten. Anwendung eines immunmodulatorischen pflanzlichen Vielstoffgemisches (PADMA 28) als Zusatztherapie bei Herzkrankheiten.
EHK 2004; 53 (2): 81-88

Weiteres Studienmaterial finden Sie unter www.padma.ch – Fachbereich

Adressenverzeichnis

Die Autorin hat ein umfangreiches und interessantes Adressenverzeichnis zusammengestellt. Dort erhalten sie unter anderem folgende Informationen:
- Adresse und Internetlink der **Padma AG**. Hier können Sie nähere Informationen zu den Produkten Padma 28, Padma Lax und den neuen Padma-Mitteln finden.
- Sie erfahren, wo Sie den Film bzw. DVD „**Das Wissen vom Heilen**" erwerben können.
- Adressen für Auskünfte zur Behandlung nach tibetischen Prinzipien, Aufenthalte **tibetischer Ärzte** in Europa und Informationen über Besuche tibetischer Ärzte in Deutschland, Österreich und der Schweiz sowie Adressen ansässiger tibetischer Ärzte.
- Allgemeine Informationen über **die Situation Tibets,** der Exiltibeter und zur tibetischen Kultur.
- Für Patienten aus aller Welt besteht die Möglichkeit, sich mit ihrer ärztlichen Diagnose per Post oder Fax an das Institut S. H. Dalai Lama in **Dharamsala**, Indien, zu wenden, um dort die entsprechenden **tibetischen Arzneien zu beziehen**. Eine ähnliche Möglichkeit besteht in **Amsterdam**. Auch diese Adressen finden Sie im Internet – und vieles mehr.

Da die Liste kontinuierlich aktualisiert und erweitert wird, wurde sie nicht in dieses Buch aufgenommen. Doch dies gibt Ihnen zugleich auch die Möglichkeit, jederzeit und an jedem Ort auf die aktuellsten Informationen und Adressen zuzugreifen – via Internet: www.windpferd.de. Hier finden Sie alle lieferbaren Bücher. Über das Suchmenü gelangen Sie schnell zum Titel dieses Buches und finden dort unter „Service-Downloads" das PDF „Leserservice" mit weiteren Hinweisen.

Leseraufruf

Wenn Sie, liebe Leserin, lieber Leser, über persönliche Erfahrungen mit tibetischen Kräuterrezepturen berichten können, sind Sie herzlich eingeladen, mir diese mitzuteilen. Sie helfen dadurch, die offiziellen Forschungen zu untermauern. Fälle aus der Praxis – sogenannte „Case reports" – werden künftig immer stärkere Beachtung finden.

Gerne sende ich Ihnen auch die Adressliste zu, falls Sie über keinen Internetanschluss verfügen.

Richten Sie Anfragen und Zuschriften direkt an die Autorin

Dr. Gabriele Feyerer
Ringstraße 22
A–8402 Werndorf
E-Mail: g.fey@tele2.at

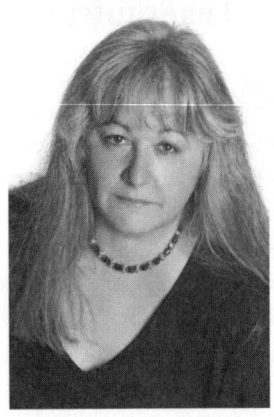

Über die Autorin

Dr. Gabriele Feyerer – sie ist promovierte Juristin – kam schon als Kind durch eine kräuterkundige Großmutter mit Naturheilverfahren in Berührung. Sie befasst sich mittlerweile seit mehr als 20 Jahren intensiv mit allen Sparten ganzheitlichen Heilens. Ihre besondere Vorliebe gilt dabei alten Medizintraditionen. Ihre Bücher sollen interessierte Leser ausführlich über den Wert und die Möglichkeiten natürlicher Heilmethoden aufklären, dies jedoch immer vor dem Hintergrund wissenschaftlicher Forschung und persönlicher Erfahrungswerte.

Gabriele Feyerer schreibt auch Lyrik und Prosa für verschiedene Literaturzeitschriften. Siehe dazu auch das Autorenportrait unter www.windpferd.de.

Weitere Bücher der Autorin:

„Besser leben mit Milchallergie und Laktoseintoleranz", Oesch-Verlag, Zürich 2006

„Besser leben mit Weizenallergie und Zöliakie", Oesch-Verlag, Zürich 2008

„Original Indian*Essence – Indianisches Heilwissen für unsere Gesundheit" Oesch-Verlag Zürich 2004